Aromathérapie pratique

LE POUVOIR DES HUILES ESSENTIELLES

Crédit photos : Cendrine Casas/Sensorie (www.sensorie.com), Pixland, fancy, Photodisc, Brand X Pictures, Photos.com, Thinkstock Images, Goodshoot.

Anagramme éditions
Dépôt légal 1er trimestre 2013
ISBN 978-2-35035-407-1
info@anagramme-editions.fr

Site Internet :
www.anagramme-editions.fr
Imprimé en France par Horizon
N° d'impression : 1212-171

Edité par ANEDIT s.a.r.l.
30-32 rue de Lappe
75011 Paris
info@anagramme-editions.fr

Léa Morgat

Aromathérapie pratique

LE POUVOIR DES HUILES ESSENTIELLES

ANAGRAMME
éditions

Remerciements

Je remercie mes enfants pour la joie et le soleil
qu'ils m'apportent chaque fois que je les regarde.

Merci à ma mère pour ses encouragements et sa confiance sans faille en moi ; à Jean-Michel pour sa présence en toutes circonstances ; à Marie-Claire Laparé, mon professeur, pour ses compétences professionnelles et pédagogiques, son expérience, sa participation ainsi que son amitié ; à Patrick Collin pour son amour des plantes, son professionnalisme et son amitié ; à Jean-Marie Pelt, au Dr Pénoël, à P. Franchomme, au Dr Willem et à P. Mailhebiau pour la somme de travail et de recherche concernant les plantes et l'aromathérapie scientifique.

Merci aussi à Lama Guendune mon guide spirituel ;
à notre terre mère. « Gaïa ».

Sans oublier mes amis des Chartrons qui se reconnaîtront... Merci pour tous nos moments de partage qui me redonnent cette force lorsqu'elle m'abandonne. Et à ma petite chatte Urielle pour sa présence près de moi lors de l'écriture de cet ouvrage.

Je tiens enfin à remercier tous ceux qui ne sont pas nommés
et qui, pourtant, me sont chers.

Sommaire

34 huiles essentielles pour soulager toute la famille 41

Avant-propos

Si je devais me définir, je dirais que je suis une chercheuse solitaire, dotée d'un esprit créatif et rebelle, appartenant à la grande famille de l'humanité.

L'important pour moi est de ne jamais perdre le contact avec ce qui se trouve au fond de mon cœur et de mon âme pour toujours garder à l'esprit ce qui me pousse à agir.

Je me sens une identité de « passeuse ». J'aide les gens à s'ouvrir : à eux-mêmes, au changement, à la prise de conscience, à un autre regard. Je contribue à leur faire percevoir à quel point la transformation, le sens, le développement de l'autonomie, l'accès à une autre communication ou encore le respect de la nature, de soi et des autres... est salvateur pour nos âmes.

En effet, lorsqu'on veut aider aux changements, on est amené à passer par des processus visant à permettre aux individus de s'approprier ces éléments et d'apprendre à gérer le développement de leur autonomie. Ce processus ne peut se faire sans un minimum d'accompagnement. Mettre les gens en éveil, voilà ce qui m'a poussée à faire de la pédagogie.

« Chercher » est pour moi une clé d'épanouissement : chercher à comprendre, chercher à savoir, chercher à m'améliorer, pour moi, pour les autres.... Voilà le moteur de ma vie. Et je crois qu'une vie réussie est l'expression d'une harmonie spirituelle.

Je suis une élève de la nature : les plantes, par leurs multiples secrets, nous aident à grandir, nous accompagnent dans ce changement.

Emprunter le chemin de l'aromathérapie est un voyage singulier, exigeant, abrupt et difficile. Il demande sincérité, ténacité, persévérance, patience et de sérieuses connaissances.

J'ai choisi ce chemin pour être au service de la nature, à votre service.

Léa

Introduction

L'aromathérapie, c'est-à-dire l'utilisation des huiles essentielles extraites de plantes à des fins thérapeutiques, connaît un grand engouement de nos jours. Ce succès ne peut se réduire à un simple phénomène de mode. L'intérêt accru du grand public s'explique notamment par une prise de conscience des limites de la pharmacopée de synthèse et des dangers de l'abus de médicaments tels que les antibiotiques. Son succès s'explique aussi par la disparition de certains préjugés qui réduisent l'aromathérapie à une médecine parallèle faite de superstitions et de remèdes de « bonne femme » (rien à voir avec la *bona fama*, à savoir la bonne réputation).

Avec ce livre, je désire mettre à la disposition des familles une information sur certaines huiles essentielles qui sont incontournables. **Leurs principes actifs vont pouvoir vous aider à prévenir et à soigner certains maux et affections**. Antiseptiques, certaines huiles essentielles sont également des antibiotiques naturels. Allopathique, l'aromathérapie offre de puissantes propriétés anti-infectieuses. Son efficacité n'est plus à démontrer. Méthode de soin naturelle, l'aromathérapie peut être utilisée aussi bien seule qu'en accompagnement d'un traitement naturopathique ou allopathique. Complément idéal de l'homéopathie, elle ne remplacera jamais une alimentation saine et un régime de vie équilibré.

Ce livre d'aromathérapie familiale s'adresse à toutes les personnes en quête de naturel et de pureté, aux novices qui désirent mieux comprendre les huiles essentielles et obtenir des recettes éprouvées pour améliorer leur santé, leur bien-être et soulager certains maux courants.

Mon ambition n'est pas de traiter de ce sujet d'une manière exhaustive. La mission est... impossible ! L'aromathérapie est un sujet tellement vaste et riche que nous, aromathérapeutes, nous plaisons à répéter que c'est la tâche de toute une vie.
Enfin, sachez que l'utilisation des huiles essentielles ne peut en aucun cas remplacer la consultation d'un professionnel de santé.

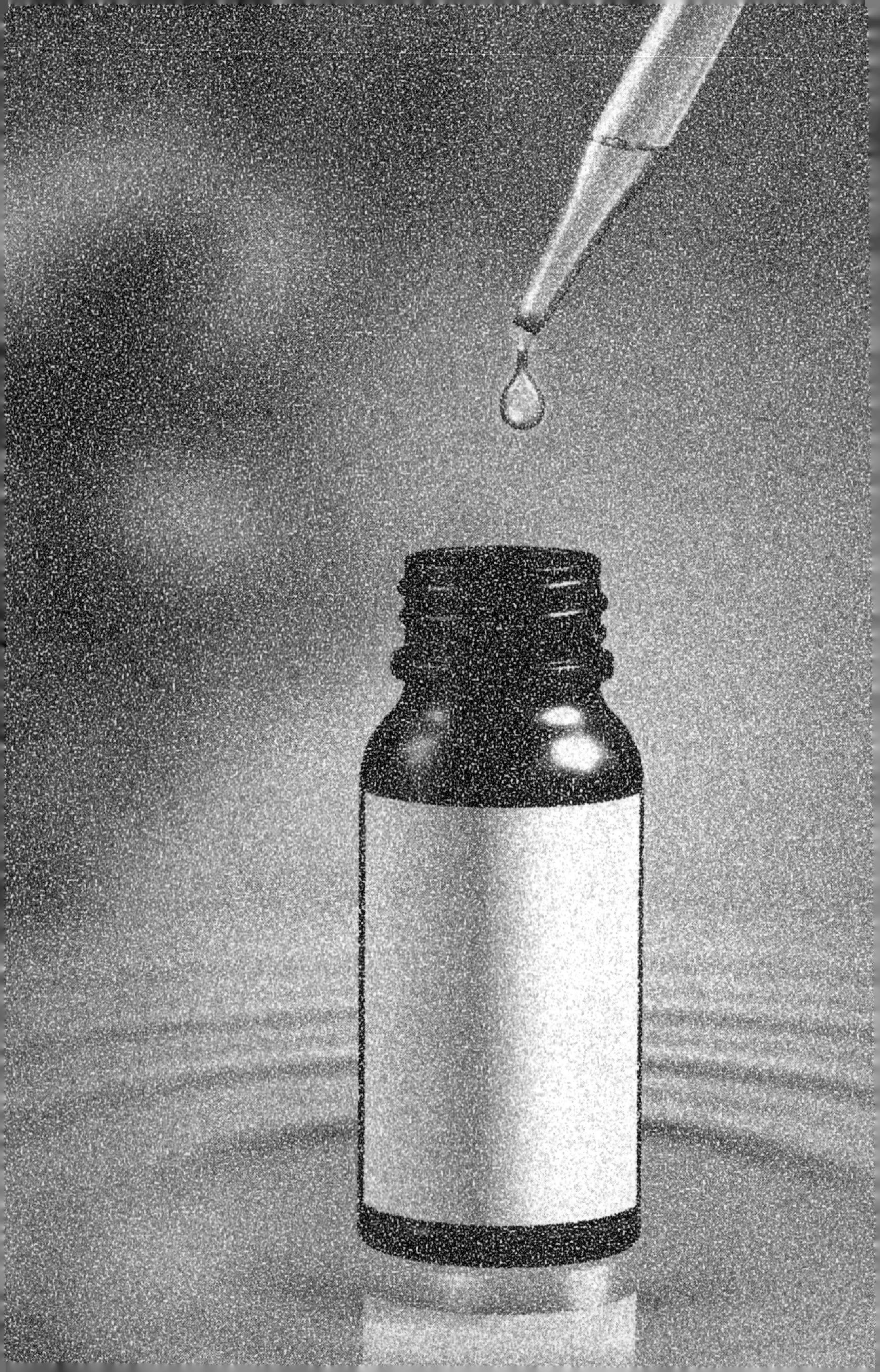

A la découverte des

huiles essentielles

Faites les bons choix

Un brin d'histoire

L'histoire de l'aromathérapie remonte à la plus haute Antiquité. Santé, beauté, plaisir... autant de domaines pour lesquels les Egyptiens étaient passés maîtres dans la connaissance des huiles essentielles. Sans oublier l'art de l'embaumement des corps. C'est cette parfaite maîtrise qui explique l'état de conservation dans lequel les momies sont parvenues jusqu'à nous. Les essences et les arômes sont également présents dans l'Ancien Testament. La médecine ayurvédique connaît plus de sept cents plantes. Ces dernières sont utilisées à des fins liturgiques et thérapeutiques. Quant aux Grecs, grands parfumeurs de l'Antiquité, ils recourent aux plantes à des fins médicinales et culinaires.

Au fil des siècles, le pouvoir curatif des plantes cède peu à peu le pas à leur charme olfactif. Il faut attendre 1918 et le chimiste français Gattefossé pour redécouvrir leurs propriétés thérapeutiques. Précurseur en ce domaine, ce scientifique français baptisa cette science « aromathérapie ». Il lui consacra ses recherches et ses travaux. Mais ses résultats positifs n'attirèrent guère l'intérêt escompté auprès du corps médical. D'autres médecins et scientifiques (Valnet, Maury, Rovesti,...) vont poursuivre leurs investigations et contribuer au succès actuel des huiles essentielles. C'est ainsi que le niaouli a pu connaître un franc succès sous différentes formes galéniques et être vendu sous le nom de Goménol. Ou encore d'autres huiles essentielles que l'on retrouve depuis de nombreuses années dans les gazes antiseptiques, baumes et autres suppositoires (antiseptiques respiratoires, antirhumatismaux, cicatrisants, etc).

L'huile essentielle, une notion légale

La loi française (la DGCCF) définit **l'huile essentielle** comme un produit obtenu à partir d'une **matière végétale** définie botaniquement soit par entraînement à la vapeur d'eau (distillation), soit par procédés mécaniques à partir de l'épicarpe pour les citrus (zestes d'orange, de citron...). A ne pas confondre avec **l'essence naturelle,** qui est un assemblage de différents composants naturels permettant d'obtenir la note olfactive désirée. Son prix est moindre que celui d'une huile essentielle. Exemple : l'essence de lavande, un mélange d'huiles essentielles de lavande et de lavandin. Encore moins cher, l'**essence** qui est un assemblage de différents composants naturels et synthétiques (essence de mélisse, de santal...).

Dans les secrets biochimiques des huiles essentielles

Voici un très bref aperçu des principales substances biochimiques qui constituent les huiles essentielles. Cela vous aidera à comprendre l'appellation des huiles. Il est impossible de généraliser la toxicité d'une huile essentielle uniquement par la présence des substances biochimiques qu'elle contient. En effet, ces dernières varient en proportion et peuvent être tempérées par la présence d'autres substances. Pour connaître l'éventuelle toxicité de chaque huile essentielle, il vous faudra vous reporter au chapitre les détaillant plus loin.

■ Les terpènes

Ce sont les molécules les plus répandues dans les huiles essentielles. Elles se composent de carbone et d'hydrogène. Les terpènes donnent la terminaison -ène aux limonène, pinène... Moyennement toxiques, les terpènes peuvent provoquer des réactions variables sur la peau (rougeurs, irritations). Ces molécules sont **positivantes**, c'est-à-dire qu'elles stimulent, donnent de l'énergie.

■ Les cétones

Il s'agit d'un composé possédant un oxygène fixé à un carbone par une liaison éthylénique, qui se présente sous plusieurs types. Les cétones donnent la terminaison « one » aux thuyone, carvone et autre bornéone. **Très toxiques et abortives en absorption**, elles ont cependant des propriétés qui en font des huiles essentielles majeures comme **antifongiques, antiparasitaires, antibactériens** et stimulants tissulaires. Elles sont **positivantes à faible dose et apaisantes** à dose moyenne.

■ Les aldéhydes

Ce sont des composés volatils solubles dans l'eau, que l'on divise en aldéhydes terpéniques et aldéhydes aromatiques. Les premiers sont des **anti-inflammatoires** puissants et des **calmants** du système nerveux. Un représentant notoire, l'eucalyptus citriodora. Il a une action apaisante et aucune toxicité à dose normale n'est à noter. Les aldéhydes aromatiques sont des **anti-infectieux** majeurs. Attention, comme ils sont **toxiques et dermocaustiques** en général, leur usage doit se faire sous la supervision d'un professionnel compétent ! Un représentant : le cinnamomum verum à cinnamaldéhyde.

■ Les phénols

Cette famille comporte plusieurs groupes tels que les phénols méthyl-éthers et prényl-éthers, les dioxy-phénols méthyl-éthers, éthers-oxydes... Deux représentants incontournables : le laurus nobilis et l'eugenia caryophyllata.
A retenir : leur présence indique une huile essentielle à compter avec soin à la goutte près. Dans cette famille, on dénombre des **antispasmodiques et des antalgiques** efficaces.

Les esters

Ils sont issus soit de la réaction entre un acide et un alcool, soit de la méthylation d'un acide. Retenons qu'ils sont **négativants**, donc calmants, **antispasmodiques et neurotropes**. Ils sont non toxiques à dose normale. Une grande représentante des esters : la lavandula angustifolia.

Les oxydes

Il s'agit d'une grande famille dont le représentant le plus connu est l'eucalyptole contenu dans l'Eucalyptus radiata et dans l'Eucalyptus globulus. On y compte aussi le Melaleuca quinquenervia cineolifera, le Melaleuca cajeputii, le Laurus nobilis, le Rosmarinus officinalis cineoliferum... Ils sont de faiblement à moyennement **positivants**. Par leur action **expectorante**, ils rendent de grands services dans les infections nez-gorge et poumons. Ce sont de bons **antiseptiques** aériens.

La majorité des oxydes est peu toxique à dose normale. En revanche, quelques membres de cette famille le sont. Mais cela ne tient pas tant à la présence d'oxydes qu'à d'autres composants. Les molécules de la famille des oxydes (lactones, coumarines, phtalides, monoterpènes, monterpènones, sesquiterpènes), les composés soufrés, azotés ou hydrocarbonés... sont autant d'éléments qui font des huiles essentielles des produits complexes dont il faut user avec soin.

Comment reconnaître une bonne huile essentielle ?

■ La plante, sauvage ou cultivée, mais toujours exempte de pollution

Avoir une huile essentielle de qualité, cela commence avec la plante dont elle est extraite. Elle peut être s**auvage ou issue de cultures biologiques** certifiées. Dans les deux cas, le label bio impose une **cueillette hors de la pollution, dans le respect du biotope** (écosystème) pour la préservation des espèces. Ainsi, une nouvelle récolte pourra avoir lieu l'année suivante.

La concentration finale du produit implique une recherche de **pureté maximale, sans trace de pesticides, de désherbants, de radioactivité ou encore de métaux lourds**, que seul le label bio peut vous assurer. N'allez pas penser que ce niveau élevé de qualité vous ruinera. En effet, il ne vous faudra qu'une quantité infime d'huile. Et, pour vous assurer pleinement son efficacité, vous disposerez d'une bonne connaissance de son utilisation.

■ Des étiquettes très précises en bio

L'étiquette d'une huile essentielle biologique doit contenir plusieurs éléments.

- Tout d'abord, **le nom botanique complet** (le nom latin) de la plante. Cette information détermine l'espèce dont est extraite l'huile. Ce qui est capital. Pour une même plante, il peut exister parfois plusieurs centaines d'espèces. Prenez l'exemple de l'eucalyptus. Votre huile est-elle à base d'Eucalyptus *globulus, radiata, citriodora* ou encore *smithii* ? Selon l'espèce utilisée, vous aurez une composition, des propriétés et des applications différentes.

- Ensuite, vous devez trouver l'indication de l**a partie de la plante dont l'huile est extraite** (l'organe producteur). Cette autre indication est primordiale. Prenons l'exemple de l'oranger amer (bigaradier). Selon que l'huile est extraite de la feuille, de la fleur ou du zeste, ses propriétés et l'usage qui en découle vont être différents. Ainsi, l'huile essentielle de zeste contient exclusivement des terpènes, celle de la fleur (le néroli), du linalol, et celle des feuilles (le petit-grain bigarade), de l'acétate de linalyle.

La certification bio : comment ça marche ?

Les organismes de contrôle ont établi une réglementation très stricte qui détermine les exigences pour qu'un produit soit reconnu bio. Y sont précisés notamment le respect du biotope, les conditions de distillation et de mise sur le marché.

Ces organismes contrôlent les producteurs, les distillateurs et les négociants. La réglementation est harmonisée dans les pays de la Communauté européenne. Au besoin, les inspecteurs peuvent se rendre à l'étranger pour contrôler les conditions de culture, de récolte et de distillation.

Quand on connaît la rigueur de cette réglementation et la sévérité des sanctions (un producteur y perdrait sa ferme et sa chemise... s'il s'avisait de frauder !), on comprend que les consommateurs recherchent les mentions AB, Ecocert ou Contrôle Qualité France, ou encore Ascert-International.

Doit-on se limiter aux huiles essentielles importées de France ? Non. Vous pouvez tout à fait faire confiance aux huiles essentielles indigènes, locales, certifiées AB par contrôle Ecocert, Ascert-International ou Contrôle Qualité France. Elles ofrent la meilleure garantie. Mais cela pourrait changer à la lumière de nouvelles législations et à l'apparition de nouveaux marchés... Une affaire à suivre.

- Autre point important, **le chémotype (ou spécificité biochimique de l'huile essentielle)**. Le chémotype est une référence précise qui indique **le composant biochimique** majoritaire ou distinctif. Cet élément permet de distinguer les huiles essentielles extraites d'une même espèce botanique mais d'une composition biochimique différente.

  Ce chémotype est repéré grâce à une analyse chromatographique et spectrométrique qui reconnaît et identifie les molécules. Cette classification ne doit pas être négligée. Elle permet une utilisation plus précise, plus sûre et plus efficace des huiles essentielles.

  Par exemple, le romarin à chémotype cinéole agit dans les affections respiratoires, alors que celui à chémotype camphre traite l'appareil musculaire et les articulations douloureuses. Quant au romarin à chémotype verbénone, c'est un stimulant du foie et de la vésicule.

- Enfin, **l'origine** de la plante a également son importance. Dans certains cas, l'origine ou le terroir des plantes peut indiquer une spécificité chimique particulière, corroborée par la définition du chémotype. Exemple : l'huile essentielle de feuilles et rameaux du Cinnamomum cassia (cannelle de Chine) contient du Cinnamaldéhyde en forte proportion, alors que le Cinnamomum zeylanicum (cannelle de Ceylan, feuilles et rameaux) contient surtout de l'eugénol.

■ Le mode d'extraction, un critère de qualité

L'art de la distillation, comme celui de la grande cuisine, passe par l'amour du travail bien fait et la passion du résultat. La majorité des huiles essentielles est obtenue par **distillation à la vapeur d'eau sous basse pression.** Cette extraction lente, sans pression, garantit une qualité chimique et organoleptique (goût et odeur) exceptionnelle.

Le procédé consiste à faire traverser par de la vapeur d'eau une cuve remplie de différentes parties de plante (fleurs, feuilles, plantes entières...). A la sortie de la cuve de distillation et sous pression contrôlée, la vapeur d'eau, cette fois enrichie d'huile essentielle, se condense dans un serpentin baignant dans de l'eau froide. L'eau et l'huile essentielle sont alors recueillies dans un essencier appelé le vase florentin. Non miscible et souvent plus légère que l'eau, l'huile flotte à la surface où elle est aisément recueillie. Notez que les zestes des citrus (mandarine, orange, citron...) bénéficient d'un procédé mécanique d'extraction : **l'expression à froid.**

Il existe d'autres procédés d'extraction (enfleurage, solvant). Fort heureusement, ils ne sont pas utilisés en bio. Je n'en parlerai donc pas. Pour ma part, ils n'ont rien à voir avec une aromathérapie scientifique digne de ce nom.

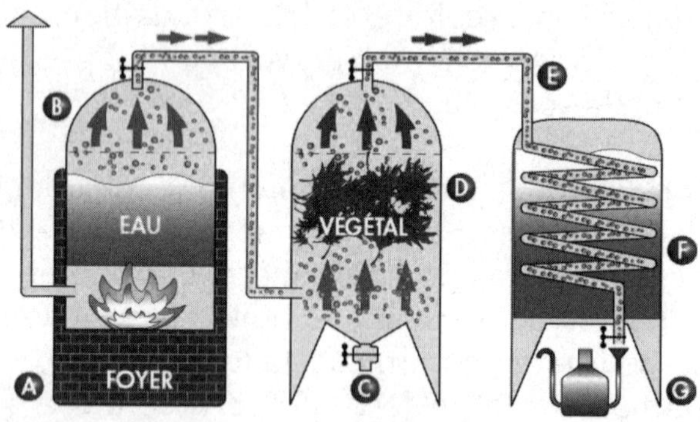

Et le prix dans tout ça ?

Le prix d'une huile essentielle dépend de plusieurs facteurs :

- la **rareté** de la plante ;
- la **qualité** de la plante (culture intensive, culture bio ou état sauvage) ;
- le **rendement,** à savoir le rapport entre la quantité de plantes requise pour la quantité d'huile obtenue ;
- le mode de **distillation** (artisanal ou industriel) ;
- la **proximité** de l'approvisionnement (plantes exotiques ou locales) ;
- et, finalement, la **demande**.

Ces dernières années, certaines huiles essentielles ont vu monter leur prix de façon vertigineuse, et cela notamment en raison de la popularité grandissante de l'aromathérapie. Certes, le prix n'est pas toujours un bon indice pour juger de la qualité d'une huile. Mais il est aussi vrai qu'une huile essentielle de qualité ne peut être vendue à bas prix. Parfaitement pure et totale, extraite selon les règles de l'art... elle ne peut être bradée.

Quatre critères pour reconnaître une huile essentielle de qualité

- L'espèce botanique doit être correctement identifiée.
- La plante doit provenir de l'agriculture bio ou de l'état sauvage : sans trace de pesticide, de métaux lourds, de désherbant et de radioacivité.
- La distillation doit être faite à la vapeur d'eau sous basse pression (expression pour les agrumes).
- L'huile essentielle doit être naturelle (sans addition de produits synthétiques ou d'huiles minérales), pure (non coupée d'autres huiles non mentionnées sur l'étiquette) et totale (non déterpénée, non rectifiée, non décolorée).

Soyez vigilant. Certains revendeurs proposent des huiles essentielles trois fois moins cher que celles des producteurs. Bien souvent, ces huiles sont coupées avec d'autres huiles pures moins coûteuses, voire de provenance discutable. Au mieux, vous aurez une huile pure. Mais certainement pas totale. On vous vend des huiles essentielles au même prix ou avec très peu d'écart entre la moins chère et la plus coûteuse ? De deux choses l'une, ou bien vous payez trop cher les moins coûteuses, ou bien le marchand vend à perte...

Existe-t-il des tests simples et rapides pour savoir si une huile essentielle est pure (c'est-à-dire ne contenant qu'une seule substance complète et totale) ? Malheureusement, non. Et ceux qui prétendent le contraire sont des amateurs. Qu'on se rappelle seulement que la chimie et la pharmacologie peuvent reproduire des substances de façon synthétique, c'est-à-dire sans utiliser les végétaux. Le test cutané serait-il imparable pour s'assurer de la pureté ? Non, puisque plusieurs huiles, surtout si elles sont parfaitement pures, peuvent provoquer des réactions sur l'épiderme. Le fait que des huiles essentielles puissent entraîner des étourdissements ou des maux de tête n'indique rien. C'est justement une grande part du propos de ce livre que d'avertir le lecteur : les huiles essentielles sont puissantes et peuvent être toxiques lorsqu'elles sont mal utilisées. Il existe des tests coûteux tels que la chromatographie en phase gazeuse. Ils permettent d'identifier chacune des substances présentes.

Comment faire, alors ? **Lisez les étiquettes**. Faites également attention au **flacon**. Ce dernier doit être en **verre** de couleur verte, brune ou bleue. Du coup, une huile essentielle présentée dans un contenant clair (non teinté) cela dénote un manque de connaissance. En effet, une huile pure est très sensible à la lumière, qui altère sa structure biochimique. A éviter également, le flacon joliment coloré. Les huiles essentielles n'ont pas nécessairement la couleur de la fleur que l'on voit dans les albums de botanique. Souvenez-vous que l'huile peut être extraite de la tige, des feuilles, de l'écorce...
Enfin, achetez vos huiles essentielles auprès de **maisons responsables**, qui offrent des produits de qualité « thérapeutique ». J'ai une nette préférence pour les petits producteurs artisanaux. Ils n'ont aucun intérêt à « forcer » l'extraction, ils conservent l'amour de leur métier et le respect de la nature.

Dans la jungle des abréviations

Le monde est partagé, en bons et en méchants ?... c'est une question d'équilibre. Dans le monde des huiles essentielles, comme dans n'importe quel commerce, il en va de même. Vous y trouvez le meilleur comme le pire. L'essentiel est de savoir à qui on a affaire.

En ce moment, il y a une mode, celle des sigles : C-T, S-B, OP, HEBBD... autant de noms hermétiques mis au point par certaines maisons pour vendre plus cher leurs produits. Qu'est-ce que cela signifie ? Pas grand-chose... Ainsi, **CT** ne veut rien dire d'autre que chémotypée. L'huile qui bénéficie donc de cette jolie appellation n'est pas d'une qualité supérieure. On connaît juste son chémotype, ce qui est la moindre des choses. Par exemple, le CT thymol désigne le thym à thymol.
SB signifie « substance biochimique ». En d'autres mots, le nom de la ou des substances biochimiques présentes en quantité importante (dominante) dans cette huile essentielle. Or, cette information est indispensable à l'acheteur. **OP** veut dire « organe producteur » (genévrier, baies ou rameaux). **HEBBD** abrège « huile essentielle botaniquement et biochimiquement déterminée », encore une information indispensable à l'acheteur.
Bref, ces sigles ne devraient pas vous impressionner ! Au contraire, j'y vois une bonne indication sur l'«honnêteté » éventuelle du négociant. Quand on doit inventer des sigles pour vendre son produit, c'est peut-être qu'il n'est pas terrible...
En revanche, les mentions suivantes sont autant d'indices de qualité.
AB est le label de l'agriculture biologique. **Ecocert, Ascert-International et Contrôle Qualité France** sont des organismes de contrôle totalement indépendants des négociants. Ils attribuent la certification AB à un produit qui répond à toutes les conditions de culture, de récolte et de distillation.
N & P est le label de Nature et Progrès. C'est une association française de producteurs biologiques dont l'un des objectifs est la promotion de la culture biologique. Ce n'est pas un organisme de contrôle. Ses producteurs doivent soumettre leurs produits à un organisme de contrôle pour être certifiés.
A noter également ces deux autres indications : **Itepmai** désigne un organisme composé d'ingénieurs agronomes, de chimistes et de techniciens créé par l'ensemble de la profession « Plantes aromatiques et médicinales ». Il a pour mission de mettre au point les modes de culture les plus appropriés. Enfin, **l'Onippam** est un organisme d'Etat géré par le gouvernement, qui surveille les productions agricoles en France.

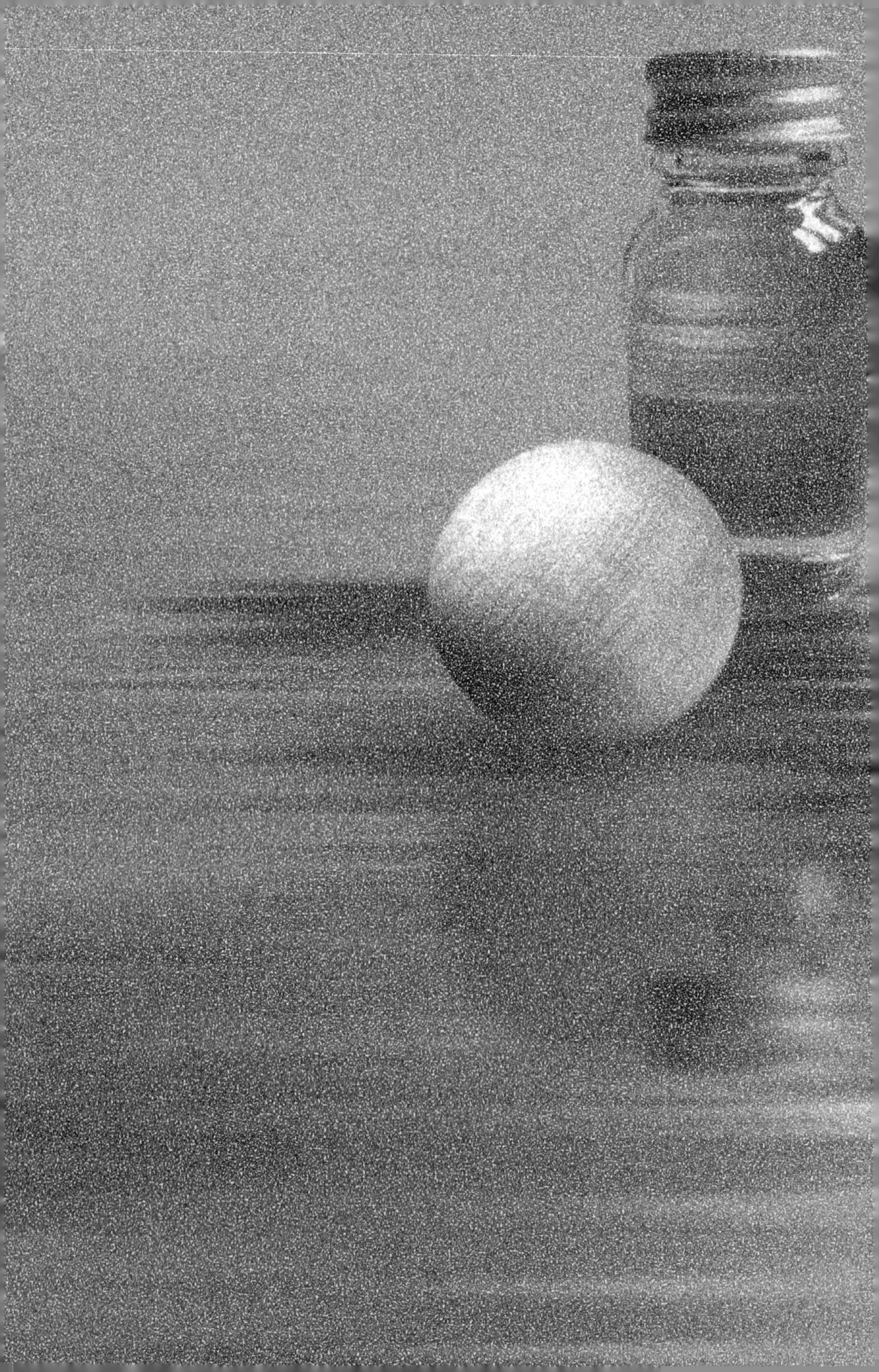

Comment utiliser l'aromathérapie ?

La puissance de la nature

L'aromathérapie est une science et un art qui mettent les arômes des plantes au service de la santé. Les huiles essentielles sont des **substances extrêmement puissantes qui pénètrent les tissus**.

Comme le dit très bien le docteur Pénoël : « *A travers la plante, on a affaire au plus vieux, au plus complexe, au plus intelligent, au plus fin de tous les laboratoires. S'il fallait réunir tous les savants qui ont existé, qui existent et qui existeront, on n'arriverait même pas à faire ce que font la lavande, le thym ou l'eucalyptus....* ».

Mais les huiles essentielles contiennent également de nombreux éléments biochimiques qui pourraient procurer des effets indésirables faute d'une connaissance adéquate. Il en va de même de la nature. On y trouve une végétation abondante et généreuse en bienfaits, mais aussi des plantes vénéneuses !

Certaines huiles à cétones ingérées pourraient, par exemple, entraîner le coma et même la mort. Pour autant, pas de panique ! Dans chaque foyer, on trouve des solvants, des détergents, des solutions chlorées... qui peuvent également provoquer la mort si on les ingère. Les huiles essentielles ne sont pas plus « dangereuses » que ces substances. Il est bon d'en être conscient. Et de prendre ainsi ses précautions, notamment en lisant les étiquettes et en comprenant les indications. Une prudence qu'il serait bon d'appliquer au quotidien avec tous les produits qui nous entourent. Bon nombre d'accidents seraient ainsi évités.

Les différentes utilisations de l'aromathérapie

■ Les massages

Les huiles essentielles sont des substances volatiles, **elles traver-**

sent l'épiderme. Le massage, en plus d'avoir une action sur le tissu musculaire, renforce la pénétration. Elles sont **électives** et se dirigent d'elles-mêmes vers les endroits affectés, en passant par la circulation sanguine.

En aromathérapie, on dit des familles de plantes qui ont des organes ou des fonctions de prédilection qu'elles ont **un tropisme**, parfois même plusieurs. Ainsi, certaines variétés de thym agissent sur les voies respiratoires et sur les fonctions génito-urinaires. L'aptitude qu'elles ont à traverser les tissus en fait des produits efficaces que ce soit par un massage relaxant, une friction matinale ou encore une onction sur les points clés des méridiens.

Attention, les huiles essentielles ne sont **jamais utilisées pures** pour les massages ! Elles doivent être mélangées à de l'huile d'amande douce, de l'huile de germes de blé, d'olive... Le choix de l'huile dépendra de l'objectif. Vous souhaitez une pénétration rapide ou non ? La fonction d'hydratation a-t-elle de l'importance ? Désirez-vous que la substance grasse soit absorbée rapidement pour éviter de souiller les draps ou les vêtements ? Veillez toujours à choisir une huile de bonne qualité, de provenance biologique, exempte de traces de pesticides.

Je ne peux vraiment pas recommander les huiles d'origine minérale, qui sont à base de pétrole, malgré quelques propriétés intéressantes.

Le massage s'effectue sur une partie du corps (la nuque, les pieds...) ou sur la totalité. Pensez à adapter la quantité d'huile en fonction de la surface à traiter. Ainsi, un massage total nécessite un apport d'huile plus important que le massage local.

En plus de son action sur le tissu musculaire, le massage a un effet énergétique important. Comme la douleur est un signe de déséquilibre énergétique, pensez toujours à masser avec soin. La majorité d'entre nous le fait d'instinct correctement. Ne fait-on pas souvent ces gestes avec nos tout-petits quand ils ont mal ? Ou sur nous-mêmes quand nous ressentons une douleur ?

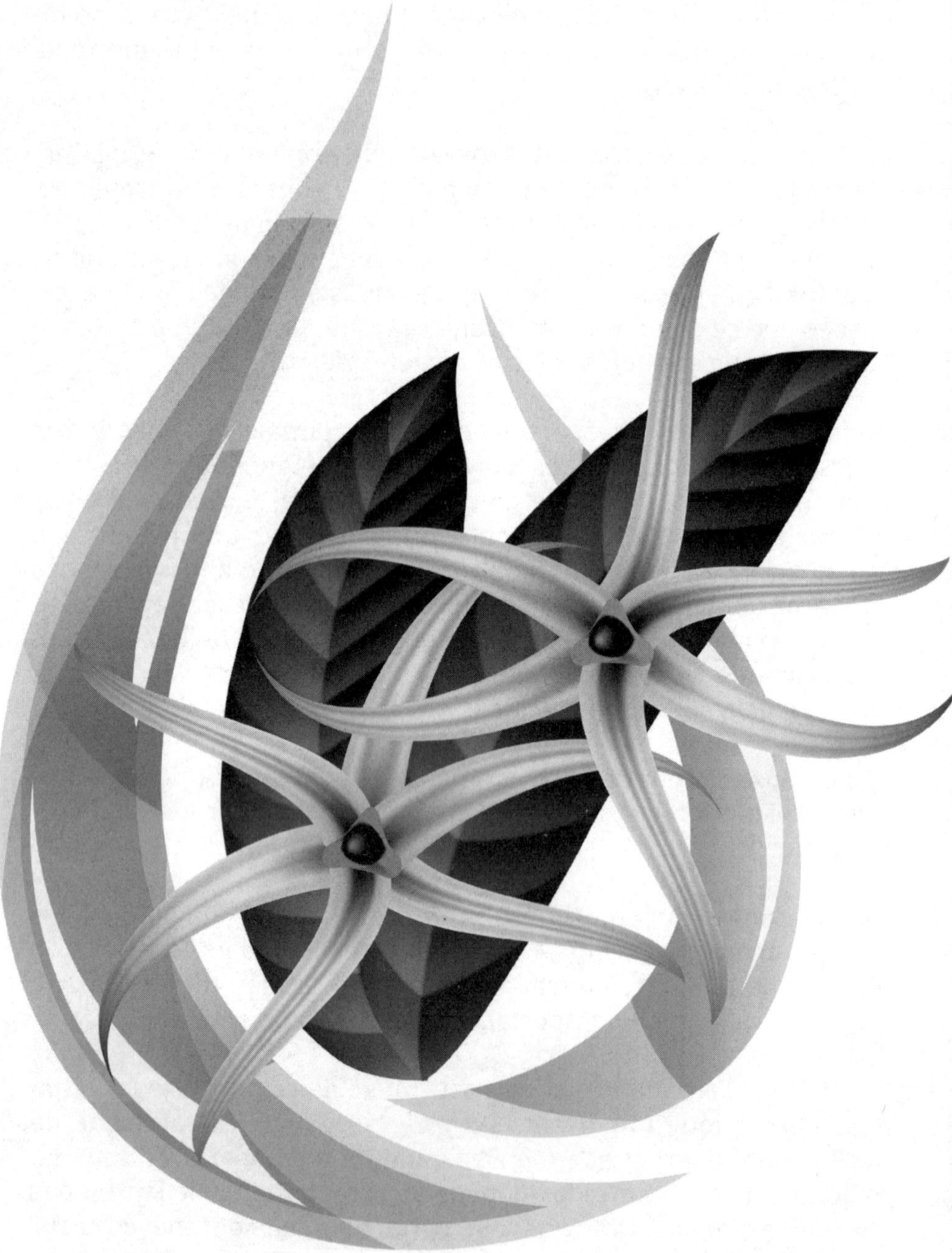

L'art de bien masser

1. **Pratiquez le massage des extrémités vers le cœur.** Cela a pour effet de stimuler la circulation veineuse superficielle. En d'autres termes, vous aidez le sang à refouler vers la pompe, le cœur, qui à son tour le renverra par les artères.

2. **Exercez une pression suffisante.** Cela se voit par la dépression du tissu. Le simple effleurage est réservé à des situations particulières, comme des douleurs très vives suite à un coup de soleil.

3. **Evitez de masser les varices.** Contentez-vous d'un effleurage pour appliquer des huiles favorisant la circulation.

4. **Evitez les plaies**, les cicatrices récentes de blessures ou de chirurgie ainsi que toute zone enflammée sauf les exceptions que je signalerai au passage.

5. **Pratiquez les frictions locales dans le même sens que le massag**e et par **mouvements circulaires :** dans le sens des aiguilles d'une montre pour stimuler, sens inverse pour calmer.

6. **Lavez-vous les mains** avant et après un massage.

Les frictions

La friction, généralement localisée, est une **action plus vive, plus vigoureuse** que le massage. Evitez l'usage d'huiles essentielles irritantes, à moins d'avoir un objectif thérapeutique précis et ponctuel. La friction se pratique sur la nuque, la plante des pieds et sur toute partie affectée, comme les articulations en cas de tendinites ou d'inflammations. La friction matinale peut être pratiquée sur tous les membres, ainsi que sur la nuque. Elle n'a pas d'égal pour revitaliser, recharger d'énergie, tout en parfumant agréablement la peau.

Les onctions

L'onction se pratique sur de petites surfaces comme le front, la nuque

et les chakras. C'est le cas qui autorise **la plus forte concentration d'huiles essentielles** puisque la surface d'absorption est réduite. La plupart des gens tolèrent bien les onctions d'huiles pures de citron, de lavande, de camomille, d'eucalyptus à feuilles radiées, de bois de rose, de niaouli... Quand vous êtes au travail, n'hésitez pas à vous faire une petite onction de lavande sur les tempes et le front. Cela passe inaperçu et se révèle une bonne solution contre le mal de tête.
Attention, évitez absolument les cannelle, origan, girofle et autres huiles dermocaustiques à moins d'un objectif bien spécifique !

L'onction est le complément idéal de la réflexologie. Tous les organes, toutes les fonctions du corps sont représentés sur les faces plantaire, latérale et dorsale du pied. Il en est de même pour les mains... Mais on privilégie la réflexologie plantaire pour des raisons pratiques. Il est simple de se représenter le corps sur son pied et facile de retenir les principales zones. En réflexologie, une zone en désordre énergétique présente habituellement un ou plusieurs points sensibles à la pression des doigts. On insistera sur ces points juste assez pour les ressentir sans faire mal.

■ Les enveloppements

Cette méthode est pratiquée en clinique. Mais, avec un peu d'organisation, **vous pouvez faire des enveloppements chez vous**. Sur une moquette, un matelas d'exercice ou votre lit, posez une couverture, une pellicule de plastique et un drap (serviette) de bain, le tout assez grand pour envelopper tout le corps. Au sortir d'un bain chaud ou mieux encore d'un sauna, vaporisez 35 à 45 gouttes d'huiles essentielles mélangées à 50 ml d'eau sur la serviette (en agitant bien la bouteille tout en vaporisant, l'eau servant à répartir les huiles uniformément). Enveloppez-vous en position allongée et détendez-vous.

Cette méthode est particulièrement efficace dans les états grippaux, en combinaison avec un enveloppement d'argile ou d'algues. Elle est aussi préconisée comme mode de relaxation totale pour les sujets hypernerveux, à la suite d'un choc émotif, dans une situation d'hypothermie...

▪ Les bains

Plusieurs huiles essentielles conviennent parfaitement au bain. Elles ont un double effet. Mélangées à l'eau chaude, elles se dégagent en vapeur bienfaisante et s'infiltrent également à travers l'épiderme. Les huiles essentielles pourront être combinées avec d'autres éléments naturels, comme les algues, les tourbes, les sels marins, dans des synergies des plus bénéfiques. Mais, comme les huiles ne sont pas miscibles, **ne les versez pas directement** dans l'eau du bain. Elles flotteraient et « colleraient » à la première partie du corps immergée. Diluez-les auparavant et versez-les sous la turbulence de l'eau s'écoulant du robinet pour qu'elles se mélangent uniformément. Pour incorporer des huiles essentielles aux bains, certains produits alimentaires peuvent faire l'affaire : le jaune d'œuf (grâce à sa lécithine, il agit comme émulsifiant), le lait en poudre, la crème fraîche, une huile végétale grasse ou encore le sel de mer (il sert à répartir les huiles essentielles dans l'eau du bain). Les bains moussants, s'ils sont parfaitement neutres et de composition végétale, sont une autre bonne solution.

Soyez particulièrement prudent avec les jeunes enfants. On verra plus loin les limites minimales pour utiliser les huiles essentielles chez les enfants... Mais une distraction, un moment d'inattention et le petit peut vous rejoindre dans le bain !

Un bain chaud sentant bon l'eucalyptus, vous conviendra à merveille en cas de grippe. Ce qui n'est pas le cas pour la peau de bébé. Les vapeurs d'eucalyptus pourraient irriter ses yeux et ses voies respiratoires fragiles. En conclusion, éloignez bébé de la salle de bains. Si, par malheur, il vous a rejoint dans votre bain, retirez-le sans panique, séchez-le et faites-lui un massage doux avec une huile végétale. Inutile de lui donner un autre bain. En effet, l'eau ne soulage pas la sensation de chaleur provoquée par les huiles essentielles. **Dans les cas de brûlure, il faut avoir recours à l'huile végétale grasse.**

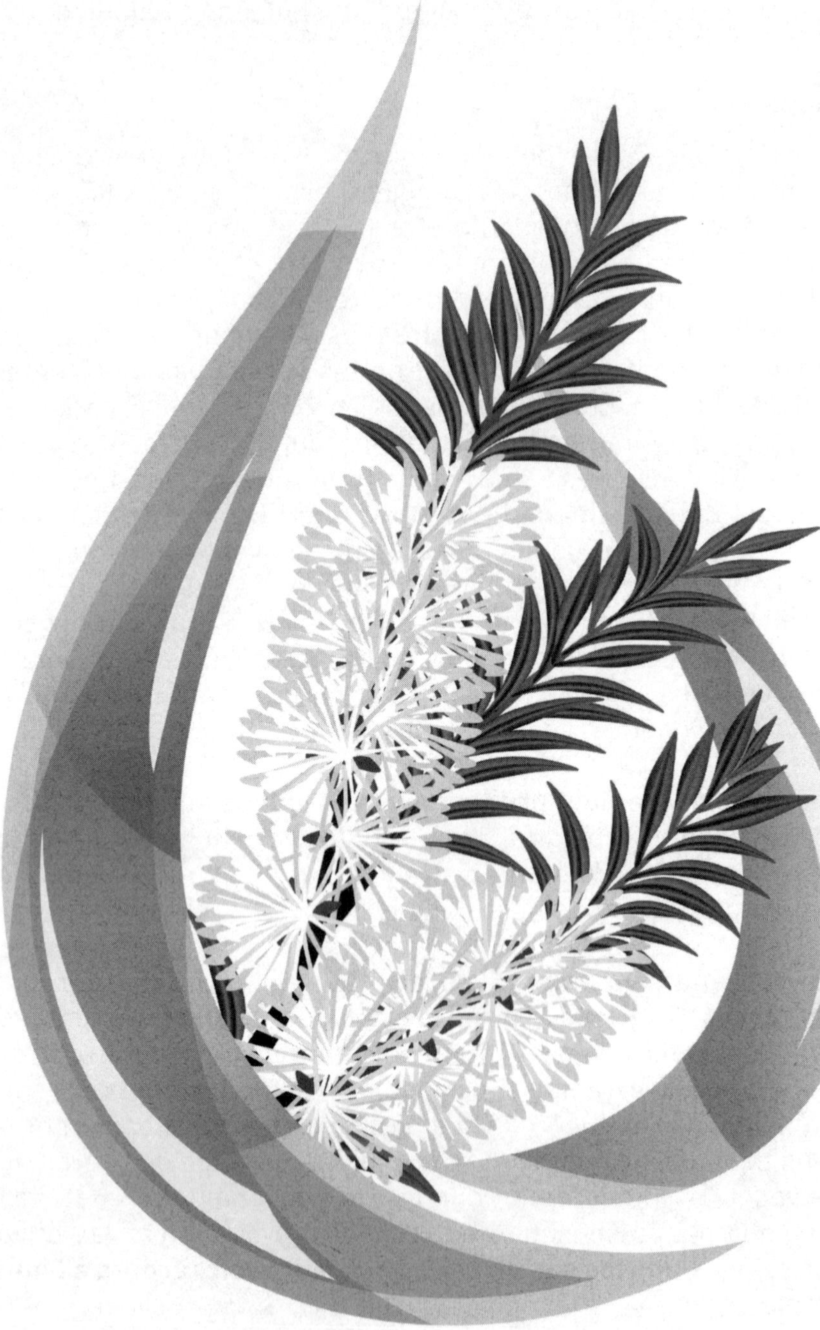

Une recette adaptée à chaque utilisation

Pour chaque huile essentielle, je vous conseillerai les usages les plus adaptés. A chaque fois, je vous indiquerai le pourcentage d'huile essentielle à intégrer dans votre préparation.

- **Pour une huile de massage**, comptez 3 à 5 % d'huile essentielle dans une huile végétale grasse. Pour les enfants de 20 mois à 5 ans : 0,5 %, et pour ceux de 5 à 12 ans, 1 à 2 %.

- **Pour une huile destinée à une friction**, comptez 5 à 20 % d'huile essentielle dans une huile végétale grasse.

- **Pour une huile à onction**, prévoyez 50 % d'huile essentielle ou moins dans une huile végétale grasse.

- **Pour une préparation destinée à un enveloppement**, mélangez environ 1 ml (35 à 45 gouttes) d'huile essentielle dans une bouteille d'eau de 50 à 100 ml munie d'un vaporisateur. Agitez-la constamment pour répartir l'huile.

- **Pour une préparation destinée au bain** : 10 à 20 gouttes d'huile essentielle non dermocaustique. Pour un enfant de 20 mois à 5 ans, 1 à 3 gouttes suffisent, pas plus. Pour le bain des enfants, il est important de toujours diluer l'huile essentielle dans une huile végétale grasse.

- **Pour une consommation quotidienne moyenne en usage externe**, prévoyez 10 gouttes d'huiles essentielles pour un adulte. En cure brève, 20 gouttes, dont 5 ou moins en huiles dermocaustiques. Changez d'huile essentielle toutes les deux ou trois semaines. Puis faites une pause d'une semaine pour éviter l'effet de plateau.

Huit huiles végétales bienfaitrices à la loupe

Les huiles végétales grasses sont indispensables à la vie. Les lipides qui les composent constituent, avec les protéines, la paroi cellulaire. Ce sont également les lipides qui transportent les vitamines liposolubles et permettent la propagation de l'influx nerveux.
Les huiles de première pression à froid biologiques se prêtent à la consommation, mais également aux massages, aux frictions et aux onctions.

▪ L'huile d'amande douce *(Prunus dulcis)*

Elle est la plus connue des huiles. Légèrement laxative, son action sur le système nerveux est favorable. Onctueuse, elle permet le massage prolongé. Elle est adaptée à tous les types de peaux.

Ses utilisations cutanées : grâce à ses propriétés **émollientes, nutritives et revitalisantes**, elle est adaptée contre la sécheresse, l'inflammation et les démangeaisons. A conseiller également en cas de douleurs et de rides. Vous pouvez utiliser cette huile non diluée.

▪ L'huile de bourrache *(Borago officinalis)*

Cette huile est très intéressante au niveau thérapeutique, et on lui reconnaît une action favorable sur **la circulation, la régulation du taux de cholestérol et sur le système nerveux.** Elle nourrit la cellule.

A conseiller pour les peaux sèches, prématurément vieillies, enflammées, ternes, matures ou sensibles au stress. Ses utilisations cutanées : grâce à ses propriétés **émollientes, régénératrices et revitalisantes**, elle est recommandée en cas d'eczéma, d'inflammation, de rides et de psoriasis.
L'huile de bourrache est généralement utilisée en supplément

d'une huile de base, à concurrence de 10 %, et jusqu'à 20 % au total.

■ L'huile de germes de blé *(Triticum vulgare)*

Source de vitamines B, D, E, K et de provitamine A, elle régénère le tissu cutané. Elle fait partie des meilleurs supports aux huiles essentielles. Elle convient aussi à la consommation. A moins que vous ne préfériez l'huile d'avocat, également très riche en vitamines A, B, C, D, E, H, K et PP. Très fine, l'huile de germes de blé pénètre remarquablement bien et constitue un protecteur solaire.

A conseiller pour tous les types de peaux, et surtout les sèches, matures, normales ou prématurément vieillies. **Emolliente et apaisante**, elle est recommandée pour l'eczéma, les peaux enflammées, le psoriasis et le tissu cicatriciel.

Utilisez-la en complément d'une huile de base, à concurrence de 10 % du total.

■ L'huile de jojoba *(Simmondsia chinensis)*

Cette huile est très utilisée en cosmétique pour ses vertus **adoucissantes** de la peau. C'est également un excellent soin capillaire. A conseiller aussi dans les cas de dermatoses, comme l'huile de millepertuis. Les Indiens d'Amérique y avaient recours pour soigner les plaies et brûlures.

Elle s'adapte à tous les types de peaux, et surtout aux peaux mixtes, enflammées et rouges, matures, grasses sèches ou sensibles. **Anti-inflammatoire, émolliente et hydratante**, elle est recommandée contre l'acné, l'eczéma, la sécheresse, la desquamation, le psoriasis, les douleurs et les vergetures.

Vous pouvez l'utiliser non diluée. Mais en général, je la conseille à concurrence de 30 % dans une huile de base.

■ L'huile de millepertuis *(Hypericum perforatum)*

Elle est obtenue par « macération » de la plante dans, habituelle-

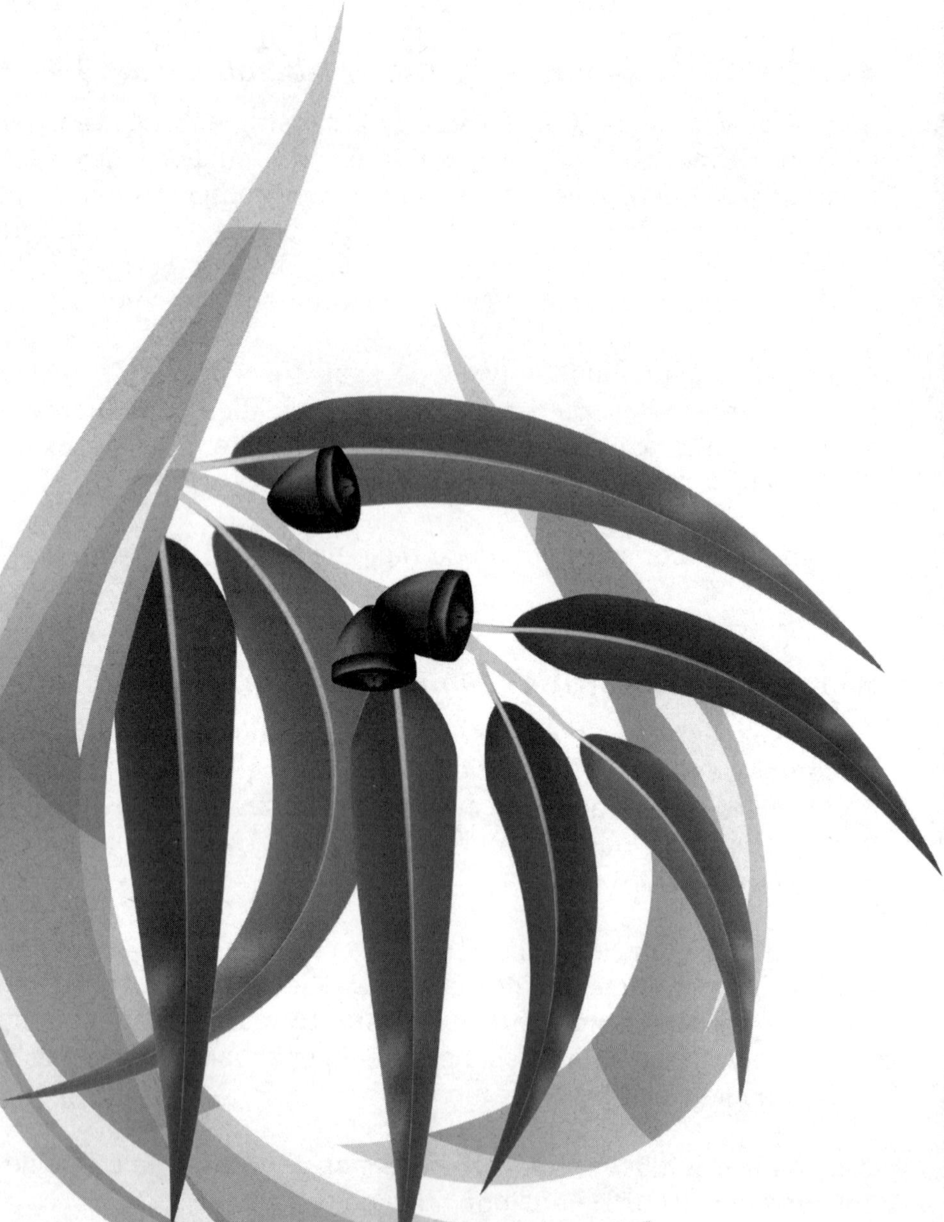

ment, de l'huile d'olive. Cette huile est à utiliser seule ou en association avec d'autres huiles. Destinée uniquement au corps, elle s'adapte parfaitement aux peaux gercées, craquelées, abîmées, douloureuses. **Cicatrisante et apaisante**, elle est conseillée pour les irritations, les brûlures, les dermatoses, les meurtrissures et les inflammations. Utilisez-la non diluée sur des parties spécifiques du corps, ou, à concurrence de 10 % dans une huile de massage corporel.

■ L'huile de noisette *(Coryllus avellana)*

C'est une huile très fluide. Elle régularise la production de sébum. On ne connaît pratiquement pas d'allergie à la noisette. Elle convient aux peaux sensibles. Elle s'adapte à tous les types de peaux, et surtout à celles abîmées, grasses avec des zones sèches, sensibles. **Hydratante et revitalisante**, elle est efficace contre la sécheresse et les rides. Egalement **apaisante et adoucissante.**

■ L'huile de rose musquée du Chili *(Rosa mosqueta ou rubiginosa)*

Dans les préparations pour le visage ou les mains, elle s'utilise à raison de 10 à 15 %. Véritable régénératrice de la cellule de l'épiderme, elle contient 80 % d'acides gras polyinsaturés. Cette huile végétale favorise la **cicatrisation** des brûlures, elle est recommandée contre les vergetures, les rides, les taches, la couperose, les dermatoses diverses... En application locale, elle contribue au soulagement des hémorroïdes.

■ L'huile d'olive *(Olea)*

Elle draine et stimule le foie et la vésicule biliaire. Légèrement laxative, elle contribue à prévenir l'ostéoporose.
Très onctueuse, parfois nécessaire pour appliquer des huiles essentielles dermocaustiques comme le bouleau jaune. Son action est bienfaisante sur le psoriasis et l'eczéma.

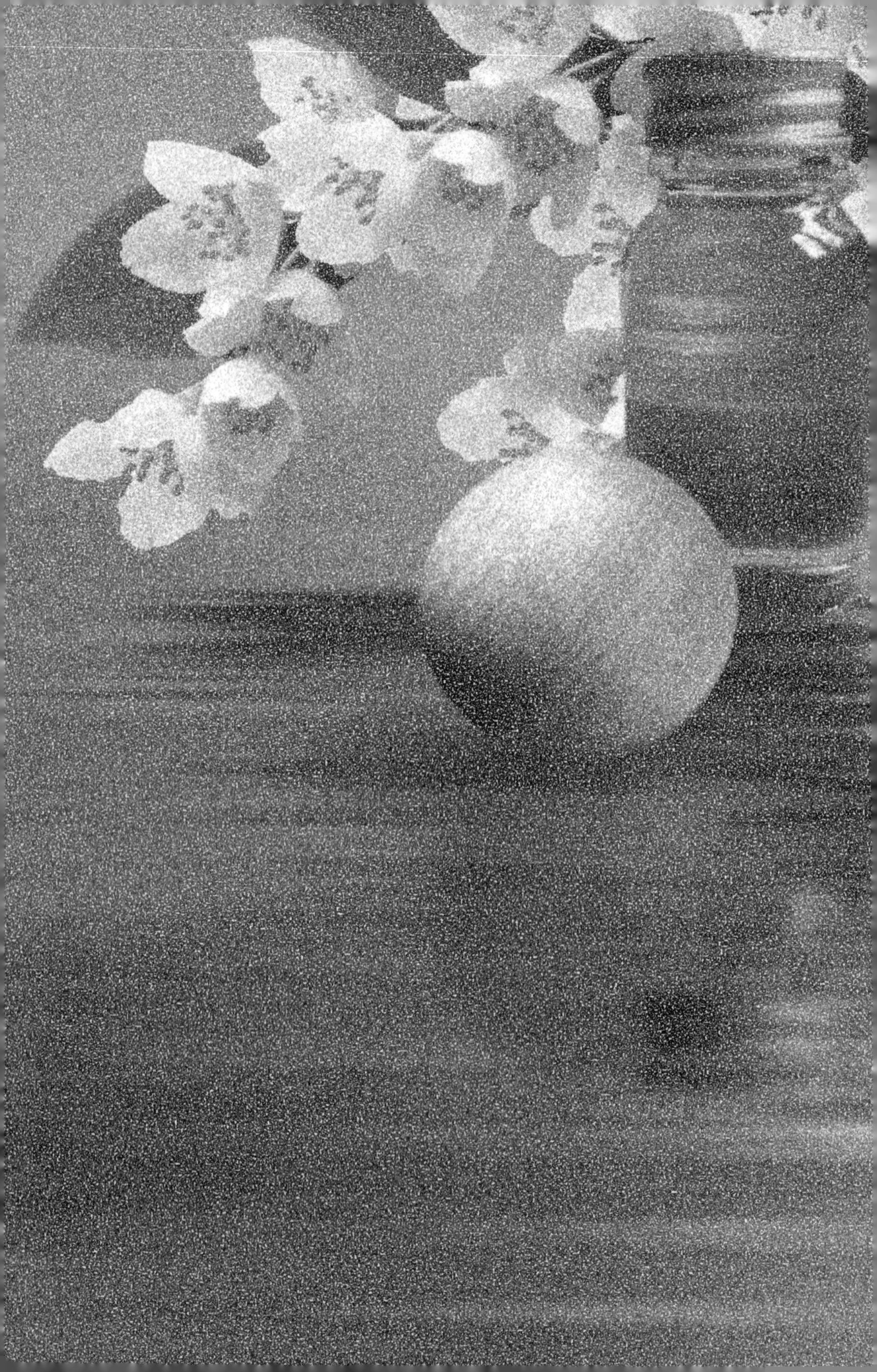

34 huiles essentielles

pour soulager toute la famille

Pour débuter dans l'utilisation des huiles essentielles, il vous suffit de vous composer une petite trousse selon vos goûts et vos besoins personnels. Dans les pages suivantes, j'ai décidé de vous présenter les huiles essentielles utiles dans la prévention et le traitement de diverses douleurs. Pour chacune de ces huiles, vous trouverez le nom latin et la composante biochimique quand elle s'applique. Ces informations vous seront utiles lors de vos achats. Vous achèterez ainsi sans erreur possible la bonne huile essentielle.
J'ai également sélectionné des huiles essentielles qui peuvent être utilisées par voie cutanée et qui représentent une bonne base de pharmacie aromatique.

Arbre à thé - Tea tree

Nom latin : *Melaleuca alternifolia maiden*
Famille botanique : Myrtacées
Organe producteur : feuilles
Chémotype : terpène 4 ol, terpène 1 ol 4, gamma terpinène

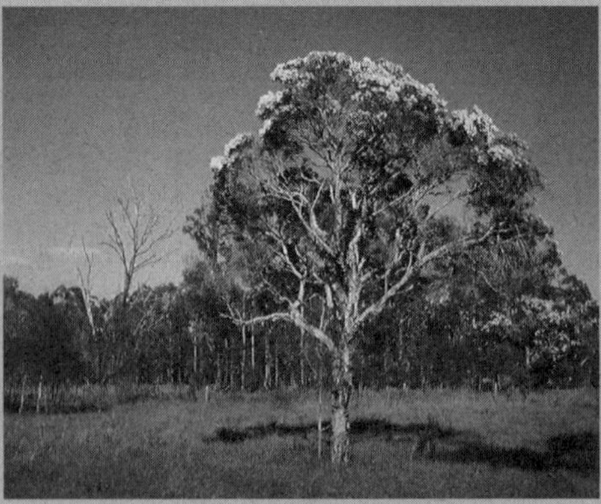

Propriétés

Antiseptique puissant dont la réputation n'est plus à faire, antibactérien à large spectre d'action, fongicide, parasiticide, antiviral et stimulant immunitaire.

Indications

Affections bactériennes et virales, mycoses, parasites, aphtes et ulcères buccaux. Infections ORL, respiratoires et génito-urinaires. Varices, anévrisme, frilosité, fatigue physique et nerveuse.

Usages

En voie interne : consultez un aromathérapeute ou un médecin spécialisé.
En voie externe : le traitement par voie externe est idéal pour toutes les affections. En application sur la peau, comptez 3 à 4 gouttes dans de l'huile végétale grasse. Appliquez cette préparation 3 fois par jour pendant 5 à 6 jours. Cela devrait suffire à enrayer la pathologie.

Précautions

Cette huile essentielle est déconseillée dans les trois premiers mois de la grossesse.

Une petite histoire...

Avant de partir en voyage dans les pays tropicaux, un ami m'a demandé quelles huiles essentielles mettre dans sa trousse de voyage. Je lui ai conseillé en priorité le Melaleuca alternifolia, pour moi, sa meilleure alliée. J'ai reçu quelque temps plus tard une magnifique carte postale me notifiant que tout se passait pour le mieux. La jolie carte a longtemps orné le mur de mon bureau.

Basilic tropical

Nom latin : *Ocimum basilicum L.*
Famille botanique : Lamiacées
Organe producteur : les parties aériennes fleuries
Chémotype : contient 80-90% de méthylchavicol

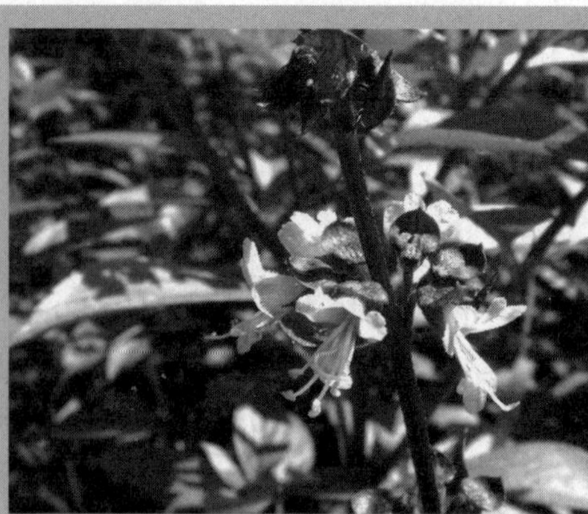

Propriétés

Antispasmodique digestif, revigorant et vitalisante, le basilic est le meilleur des toniques pour le système nerveux. De plus, il remet les idées en place. Il a une action anti-dépressive et stimule la mémoire. C'est également un stimulant surrénal et circulatoire et un régulateur des menstruations (emménagogue).

Indications

Etats d'anxiété et de dépression. Flatulence, indigestion, colite spasmodique et nausées. Règles douloureuses. Douleurs abdominales.

Usages

En voie interne : consultez un aromathérapeute ou un médecin spécialisé. A titre indicatif, il est d'usage de conseiller 1 goutte dans du miel ou sur du sucre sous la langue, 3 fois par jour.
En voie externe : pour les spasmes digestifs et les règles douloureuses, comptez 3 gouttes diluées dans de l'huile végétale de noisette, 2 à 3 fois par jour. Pour les états d'anxiété et de dépression, comptez 1 goutte dans une noisette d'huile végétale de millepertuis, à utiliser en massage du plexus solaire dans le sens des aiguilles d'une montre.

Vous pouvez utiliser également cette huile en diffusion, en grog et dans l'alimentation.

Précautions

Déconseillé dans les trois premiers mois de la grossesse. Attention, irritation cutanée possible !

Une petite histoire...

Un jour, une dame vient à mon cabinet et m'explique qu'elle souffre de constipation chronique depuis quelques mois. Je lui prescris Ocimum basilicum à prendre dans une cuillerée d'huile d'amande douce avant chaque repas, pendant une semaine. Nous envisageons également quelques petits exercices de respiration. Et la visualisation positive d'un flot d'eau purificatrice traversant son corps. Elle est revenue quinze jours plus tard avec une mine radieuse et plus de problème de constipation !

Cèdre

Nom latin : *Cedrus atlantica Manet*
Famille botanique : Abiétacées
Organe producteur : le bois
Chémotype : hymachalène

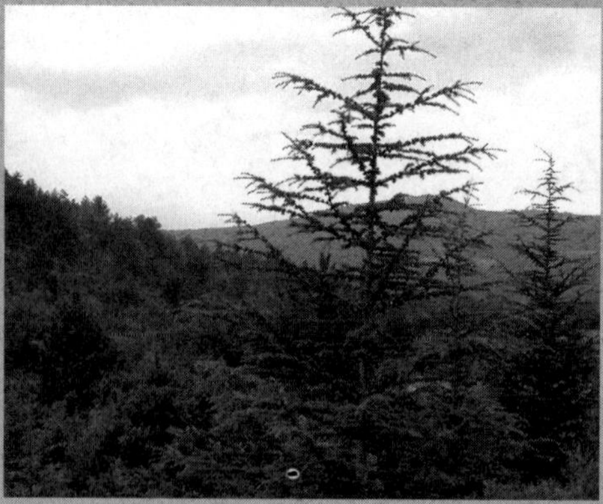

Propriétés

C'est l'huile de la stimulation du système lymphatique. Elle est utile dans les cas de cellulite et de rétention d'eau. Conseillée également pour les problèmes de peaux (démangeaisons), les dermatoses et les plaies. C'est également un tonique capillaire. Le bois de cèdre entre dans les synergies respiratoires comme antiseptique broncho-pulmonaire.

Indications

Etats d'anxiété et de dépression. Antiseptique intestinal. Flatulence, indigestion et colite.

Usages

Voie interne : consultez un aromathérapeute ou un médecin spécialisé.
Voie externe : en bain, pour soulager et favoriser la cicatrisation, comptez 10 gouttes en mélange dans du sel de bain neutre. En massage, pour favoriser la circulation lymphatique : 5 gouttes dans 4 à 5 cuillerées à soupe d'huile végétale grasse (amande douce ou macadamia). Avec cette préparation, massez le haut des cuisses. Pour les soins capillaires, tels que pellicules ou démangeaisons du

cuir chevelu, versez 2 gouttes dans un peu de shampoing, mélangez et lavez-vous les cheveux normalement. Laissez agir quelques minutes avant de rincer. Après le séchage, et régulièrement entre deux shampoings, versez 3 à 5 gouttes dans 20 ml d'eau, secouez bien et frictionnez-vous le crâne avec ce mélange. A utiliser en cure pour obtenir les résultats escomptés.
Pour la maison : comme anti-mites. Versez quelques gouttes d'huile essentielle de bois de cèdre sur un morceau de ouate. Placez-la dans l'armoire à vêtements.

Précautions

L'huile essentielle de bois de cèdre est réservée à l'usage externe. Elle est contre-indiquée durant la grossesse et chez les personnes épileptiques.

Une petite histoire...

Une jeune femme est venue me consulter pour des problèmes de jambes lourdes. Elle travaillait en position assise toute la journée et habitait au deuxième étage avec ascenseur. Je lui ai prescris du Cedrus atlantica en application locale avec de l'huile végétale de Calophyllum inophyllum. J'ai également ajouté en fin de prescription une mention spéciale : « Ne plus utiliser l'ascenseur mais prendre les escaliers chaque jour. » Je l'ai revue quelques mois plus tard... pour un rhume !

Citron zeste

Nom latin : *Citrus limonum (L) Burman f.*
Famille botanique : Rutacées
Organe producteur : zeste
Chémotype : monoterpènes (limonène)

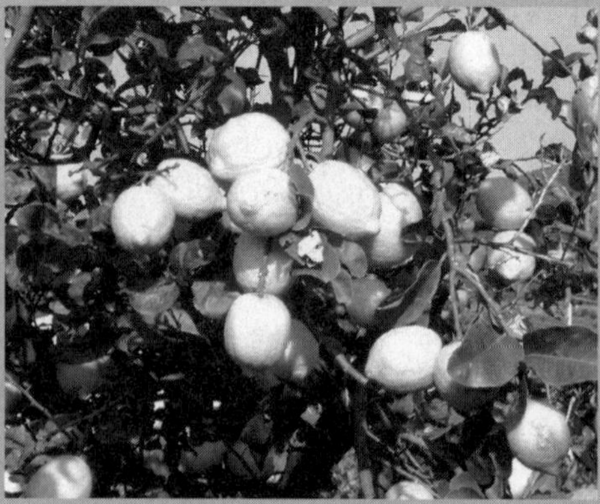

Propriétés

Le citrus est un antiseptique, antiviral et anti-infectieux. Bactéricide, tonique, dépuratif, amincissant et fluidifiant sanguin. C'est également un bon draineur hépatique de l'enfant.

Indications

Une huile de base à avoir absolument dans toutes les trousses... Préventive et curative dans toutes les infections virales ou bactériennes. Cette huile essentielle assainit l'air, tue les germes d'infections contagieuses, comme le rhume et la grippe. Et détruit les germes associés aux odeurs désagréables (tabac, friture, moisissure).

L'huile essentielle de citron stimule les fonctions digestives. Elle entre dans les cures de minceur pour son pouvoir dépuratif et son action sur le système lymphatique. Réputée également pour son action sur la micro-circulation, utile en prévention des phlébites et des thromboses. Par son action tonique, elle agit sur la mémoire, la concentration et la fatigue intellectuelle. Excellente antiseptique de la bouche, cette huile maintient la santé des gencives.

Usages

Voie interne : consultez un aromathérapeute ou un médecin spécialisé. A titre indicatif, il est d'usage de conseiller 1 goutte dans du miel ou sur du sucre sous la langue, 3 fois par jour.
Voie externe : en massage, 3 gouttes dans le creux de la main avec de l'huile végétale grasse, appliquées localement 2 fois par jour. En dentifrice, 1 goutte sur la brosse à dent. Cette huile peut être également utilisée en diffusion, en grog et dans l'alimentation.

Précautions

Attention, ne vous exposez pas au soleil dans les heures qui suivent son application ! Elle est déconseillée dans les trois premiers mois de grossesse. Irritation cutanée possible à l'état pur.

Citronnelle de Java

Nom latin : *Cymbopogon winterianus Jowitt*
Famille botanique : Poacées
Organe producteur : les parties aériennes
Chémotype : citronnellal, alcools terpéniques (géraniol, citronnellol)

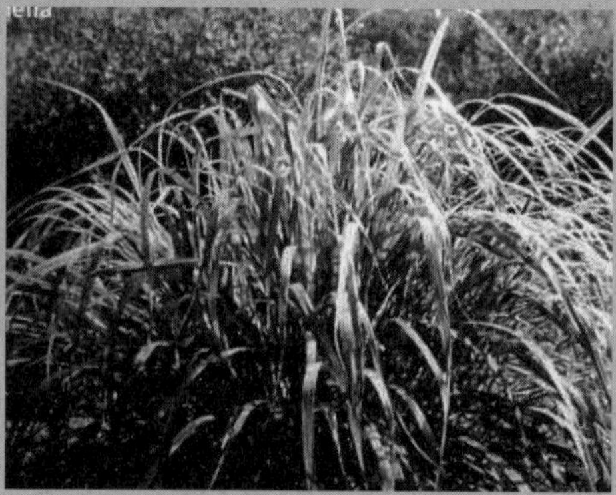

Propriétés

Anti-inflammatoire, insectifuge (plutôt répulsif), fongicide.

Indications

Rhumatisme, arthrite, tendinite et bursite. Affections fongiques. Egalement utilisée comme anti-moustique.

Usages

Voie interne : consultez un aromathérapeute ou un médecin spécialisé.
Voie externe : dans le creux de la main, diluez 3 gouttes dans de l'huile végétale. Massez les endroits douloureux et le long de la colonne vertébrale. Les doses pour les affections fongiques se font par prescription en consultation. En diffusion : parfait pour éloigner les moustiques.

Précautions

Déconseillée dans les trois premiers mois de grossesse. Cette huile est potentiellement dermocaustique à l'état pur.

Une petite histoire...

J'ai reçu la visite d'un homme qui souffrait de douleurs au pouce. J'ai constaté quelques piqûres de moustique sur ses bras. Je lui ai conseillé du Cymbopogon winterianus en application locale avec de l'huile végétale de Calophyllum inophyllum. Quelques jours plus tard sa douleur était atténuée... sans oublier le fait qu'il n'avait plus de moustiques chez lui !

Cyprès

Nom latin : *Cupressus sempervirens L.*
Famille botanique : Cupressacées
Organe producteur : les rameaux feuillés
Chémotype : monoterpènes (pinène, carène), sesquiterpénols...

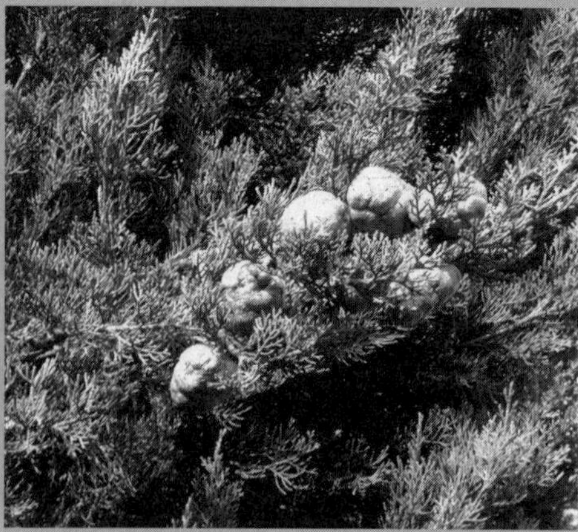

Propriétés

Décongestionnant veineux et lymphatique. Emménagogue. Neurotonique. Anti-toussif.

Indications

Varices, oedèmes des membres inférieurs, cellulite. Règles difficiles. Fatigue nerveuse. Toux persistante. Enurésie.

Usages

Voie interne : consultez un aromathérapeute ou un médecin spécialisé. A titre indicatif, 1 goutte dans du miel pour les toux persistantes.
Voie externe : 3 gouttes + 3 gouttes d'huile végétale à appliquer sur les trajets veineux (pour la circulation), sur le thorax (si toux) ou le bas ventre (énurésie). En bain, à mélanger dans une base neutre. En cas de fatigue nerveuse, de règles douloureuses : 3 gouttes en mélange avec de l'huile végétale de Calophyllum inophyllum, en massage sur l'abdomen.

Précautions

Déconseillée chez la femme enceinte ou allaitante.

Une petite histoire...

Lors d'un séjour à Paris pour raisons professionnelles (formation de pharmaciens, conférences, salon bio), mes jambes me faisaient souffrir, elles étaient gonflées. La cause ? Station debout prolongée, transport, etc. J'ai pris du Cupressus sempervirens en application avec de l'huile végétale de Calophyllum inophyllum. Le résultat fut rapide pour le soulagement. Mais, j'ai également ressenti d'autres effets : mon esprit était plus clair, j'étais concentrée et je bénéficiais d'une pertinence éclairée lors de mes conférences.

Eucalyptus citronné

Nom latin : *Eucalyptus citriodora*
Famille botanique : Myrtacées
Organe producteur : les feuilles
Chémotype : citronnellal

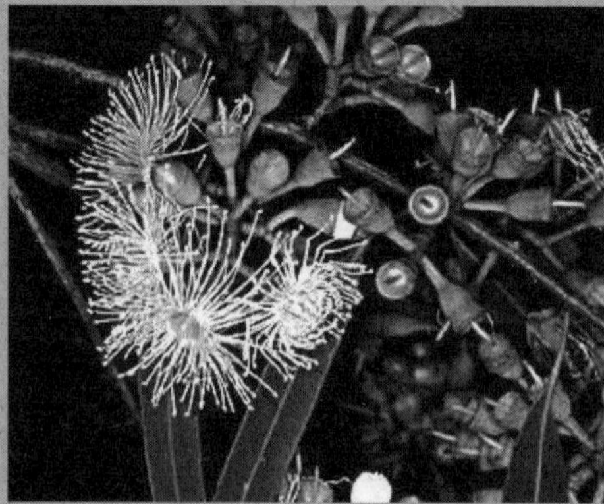

Propriétés

Anti-inflammatoire, anti-rhumatismal, calmant, sédatif et antalgique.

Indications

Arthrite (cervicodorsale, phalangienne), polyarthrite, rhumatisme.

Usages

Voie interne : consultez un aromathérapeute ou un médecin spécialisé.
Voie externe : 5 gouttes dans un peu d'huile végétale de millepertuis, en application locale sur les parties concernées.

Précautions

Il n'y a pas de précautions d'emploi particulières.

Eucalyptus globuleux

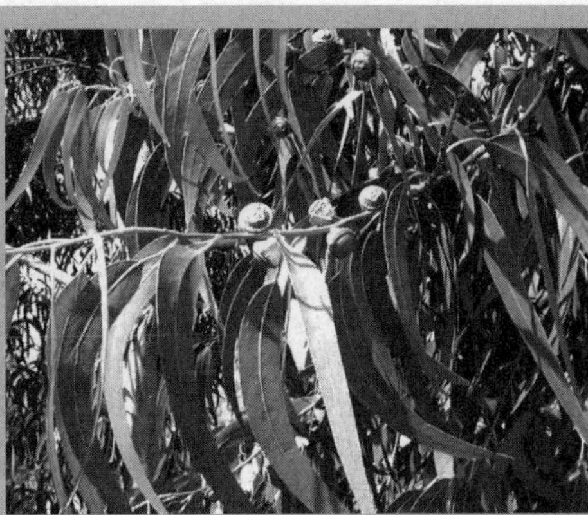

Nom latin : *Eucalyptus globulus Labilliardière*
Famille botanique : Myrtacées
Organe producteur : les feuilles
Chémotype : 1,8 cinéole

Propriétés

Expectorant, mucolytique et antiseptique respiratoire.

Indications

Bronchite, broncho-pneumonie, otite, sinusite, laryngite, rhino-pharyngite et grippe.

Usages

Voie interne : consultez un aromathérapeute ou un médecin spécialisé.
Voie externe : 3 à 4 gouttes dans de l'huile végétale à appliquer sur la gorge, le thorax et le dos pour les affections respiratoires, 2 ou 3 fois par jour. En diffusion : 10 minutes, 3 fois par jour.

Précautions

Privilégiez la diffusion, l'huile essentielle d'Eucalyptus globulus peut en effet faire diminuer le taux de glycémie. Attention, elle est neurotoxique à dose élevée !

Eucalyptus à feuilles radiées

Nom latin : *Eucalyptus radiata Siebold (P.F. von)*
Famille botanique : Myrtacées
Organe producteur : les feuilles
Chémotype : 1,8 cinéole (60 à 75 %)

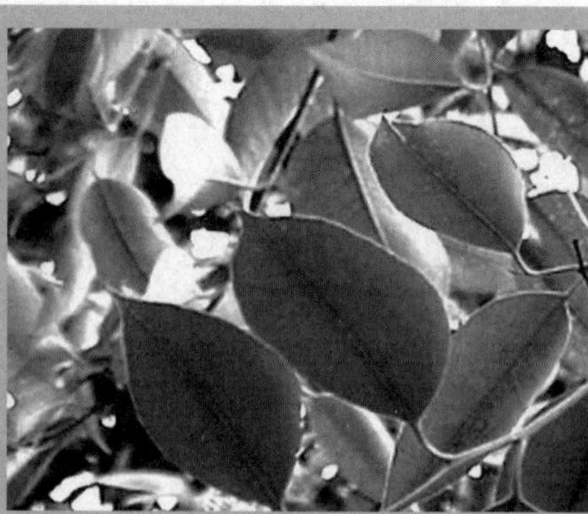

Propriétés

C'est l'huile essentielle d'eucalyptus la plus agréable à respirer. Son odeur est fine et aérienne.
Energisant, anti-infectieux, anti-inflammatoire, antiviral, antibactérien et expectorant.

Indications

Rhume, rhinite, grippe, otite, sinusite, bronchite, toux, angine et fièvre tropicale.

Usages

Voie interne : consultez un aromathérapeute ou un médecin spécialisé.
Voie externe : au premier signe de refroidissement, mélangez 3 gouttes dans de l'huile végétale grasse, appliquez sur la gorge, le thorax ou sous le nez, 3 fois par jour (pour un adulte). Pour les enfants, il faut consulter un spécialiste.

Précautions

Déconseillée dans les trois premiers mois de la grossesse. Neurotoxique à dose élevée.

Genévrier

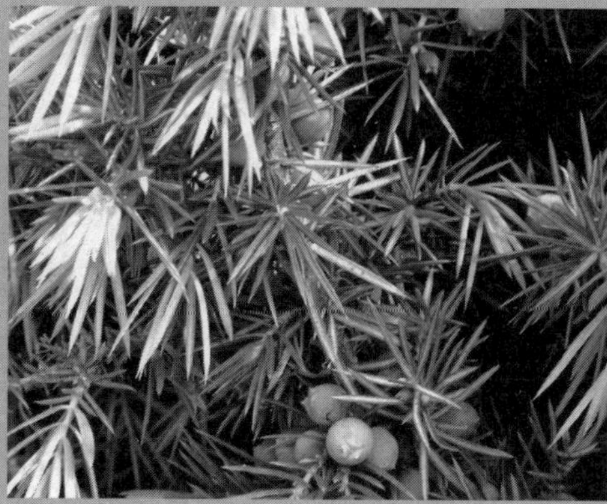

Nom latin : *Juniperus communis L.*
Famille botanique : Cupressacées
Organe producteur : les baies et rameaux
Chémotype : monoterpène

Propriétés

Diurétique, anti-inflammatoire, antalgique, antiseptique urinaire et lipolytique (aide à détruire les graisses de l'organisme). Anti-inflammatoire, antidouleur, antiseptique et drainant.

Indications

Connu depuis l'Antiquité pour ses qualités antiseptiques et diurétiques, le genévrier a également une action bénéfique sur les états de fatigue générale et les cystites. Il est tout spécialement indiqué pour les maux dus au grand âge.

Usages

Voie interne : consultez un aromathérapeute ou un médecin spécialisé. A titre indicatif, il est d'usage de conseiller pour toutes les indications inflammatoires 1 goutte dans du miel ou sur du sucre, à mettre sous la langue, 3 fois par jour.
Voie externe : 3 à 5 gouttes dans de l'huile végétale grasse à appliquer sur les endroits douloureux (rhumatisme, arthrite).

Précautions

Cette huile est déconseillée chez la femme enceinte. Pas d'usage prolongé sans l'avis d'un aromathérapeute.

Géranium

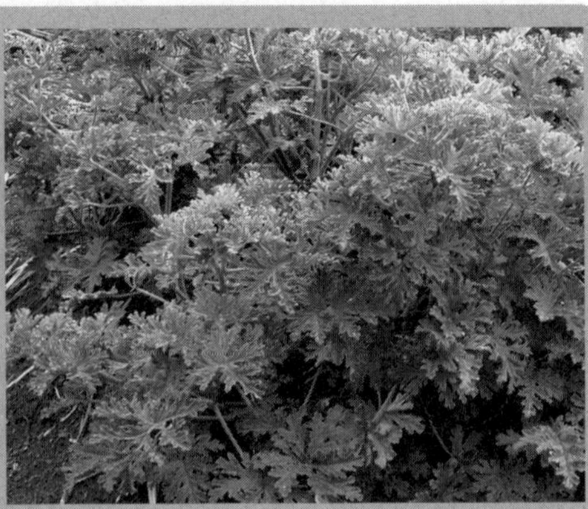

Nom latin : *Pelargonium asperum Ehrhart ex Willdenow* ou *Pelargonium roseum Will.* *Maroc*
Famille botanique : Géraniacées
Organe producteur : les feuilles

Propriétés

Tonique, astringent cutané, antibactérien, fongicide puissant, hémostatique remarquable, antalgique, anti-inflammatoire et antistress.

Indications

Tous les états reliés à une circulation déficiente. Equilibrante et harmonisante pour tous les types de peaux, cette huile est également efficace sur l'acné, les plaies, les brûlures et les vergetures. Mycoses des ongles. Rhumatismes. Cure antitabac.

Usages

Voie interne : consultez un aromathérapeute ou un médecin spécialisé.
Voie externe : 2 gouttes d'huile essentielle de géranium mélangées à une huile végétale grasse (exemple : noisette). A appliquer pendant plusieurs semaines pour une action efficace en cosmétique, dermatologie et contre les mycoses. Une huile tonique pour le corps : 5 ml dilués dans 100 ml d'huile d'amande douce ou noisette. Et pour le stress, plusieurs fois par jour en respiration.

Précautions

Déconseillée pendant les trois premiers mois de la grossesse.

Girofle, clou

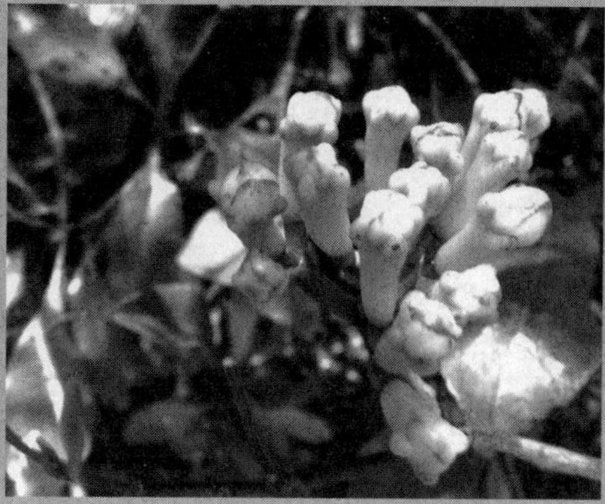

Nom latin : *Eugenia caryophyllus Bullock et S.Harrison*
Famille botanique : Myrtacées
Organe producteur : le bouton floral (clou)
Chémotype : phénols (eugénol) ester, sesquiterpènes

Propriétés

Antalgique et antiseptique, analgésique local, tonique, neurotonique, utérotonique, antibactérien puissant, antifongique.

Indications

Névralgies, infections dentaires. Fatigues physique et intellectuelle. Infections urinaire et intestinale. Maladies tropicales. Mycoses cutanées. Accouchement (facilite l'accouchement).

Usages

Voie interne : consultez un aromathérapeute ou un médecin spécialisé.

Voie externe : en attendant la visite chez le dentiste, en cas d'infection dentaire, mettez 1 goutte d'huile de girofle dans 1/2 cuillère à café d'huile grasse. Mélangez et appliquez la moitié sur la région affectée. Ne faites pas cela sur les gencives de bébé, même si l'huile est très diluée !

Une huile essentielle phénolée ne convient en aucun cas aux bébés. Pour une fatigue physique, il suffit de respirer cette huile. Elle contient beaucoup de phénol. Elle est à manier avec précaution et parcimonie. Mieux vaut consulter pour bénéficier pleinement de son efficacité.

Précautions

Interdit aux femmes enceintes ou qui allaitent, ainsi qu'aux enfants de moins de 8 ans.

Laurier

Nom latin : *Laurus nobilis*
Famille botanique : Lauracées
Organe producteur : les feuilles
Chémotype : 1,8 cinéole, linalool

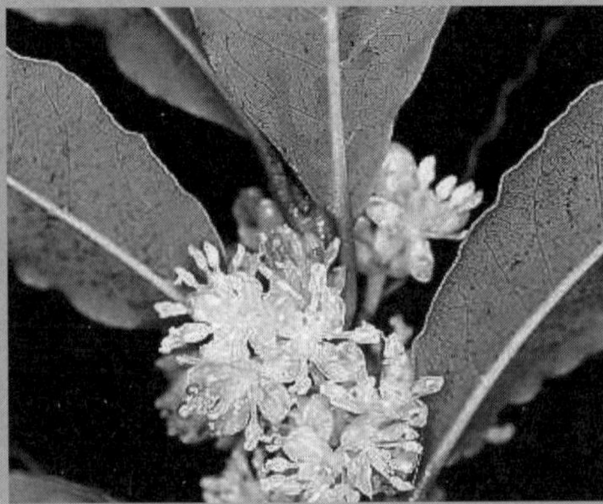

Propriétés

Anticatarrhale (contre l'inflammation des muqueuses), expectorant, mucolytique, anti-infectieux, anticoagulant, anti-spasmodique et antalgique puissant.

Indications

Infections ORL, grippe, arthrite, rhumatisme ostéomusculaire, fibromyalgie, anxiété, dépression, aphtes, abcès dentaire, peau grasse, stimulante du cuir chevelu.

Usages

Voie interne : consultez un aromathérapeute ou un médecin spécialisé.
Voie externe : en mélange avec l'Eucalyptus radiata, 5 gouttes de chaque dans de l'huile végétale. Appliquez ce mélange sur le thorax, le haut du dos pour le système respiratoire. En mélange avec l'Eucalyptus citriodora, 5 gouttes de chaque dans de l'huile végétale de millepertuis pour les douleurs musculosquelettiques. Et, pour les états dépressifs, mélangez avec la mandarine ou le petit-grain bigarade.

Précautions

Interdit aux femmes enceintes ou qui allaitent, ainsi qu'aux enfants de moins de 8 ans. Réactions allergiques possibles sur la peau.

Lavande officinale ou vraie

Nom latin : *Lavandula angustifolia, officinalis ou vera P.Miller*
Famille botanique : Lamiacées
Organe producteur :
les sommités fleuries
Chémotype : alcools, esters : acétate de linalyle. Monoterpénols, linalol

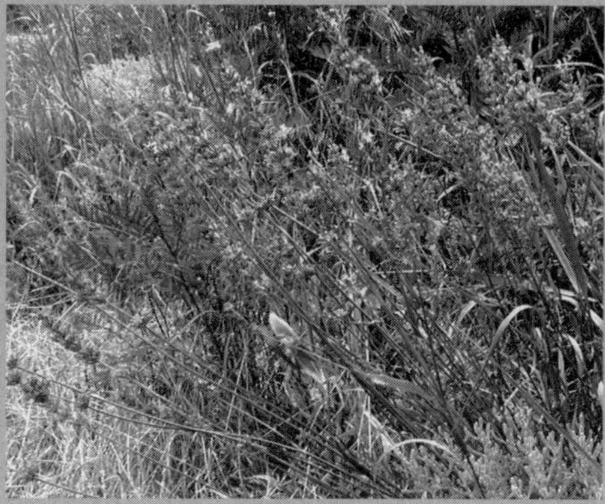

Propriétés

Très polyvalente, c'est l'huile essentielle «essentielle» de votre pharmacie naturelle. Calmante, sédative, antidépresseur, anxiolytique, antalgique, anti-inflammatoire, antispasmodique, hypotensive. Régénératrice de la peau, décontractant musculaire, anesthésique local, cholérétique, antibactérienne et anti-allergique.

Indications

Stress, insomnie, anxiété. Hypertension, rhumatisme, congestion hépatique, crampes musculaires. Couperose, dermatoses infectieuses, brûlures, ulcères variqueux, plaies et escarres.

Usages

Voie interne : consultez un aromathérapeute ou un médecin spécialisé.
Voie externe : en cas de brûlure, vous pouvez appliquer quelques gouttes d'huile essentielle pure. Elle désinfecte en profondeur et active la cicatrisation de façon remarquable. Dans les états nerveux, en bain, mettez 20 gouttes dans une base neutre, versez sous la turbulence du robinet et relaxez- vous 20 minutes. Contre les douleurs musculaires, appliquez localement avec de l'huile végétale grasse. Pour les plaies, préparez des compresses de lavande. Pour cela, mélangez 1/4 de tasse d'eau et 4 gouttes d'huile essentielle de lavande, trempez-y la gaze et ap-

pliquez sur l'endroit à traiter. Pour estomper les petites imperfections de la peau, 1 goutte d'huile essentielle de lavande dans un masque au concombre.

⚠ Précautions

Les propriétés expliquées ci-dessus s'appliquent à une lavande de qualité. Méfiez-vous des produits en réclame ou sans espèce botanique. Je vous rappelle qu'une huile essentielle n'a pas la couleur de la plante : une huile de couleur lavande est un indice de produit falsifié.
Attention, les femmes enceintes et les enfants de moins de 8 ans doivent toujours utiliser cette huile diluée dans une huile grasse ! A éviter en cas d'asthme.

Lemongrass

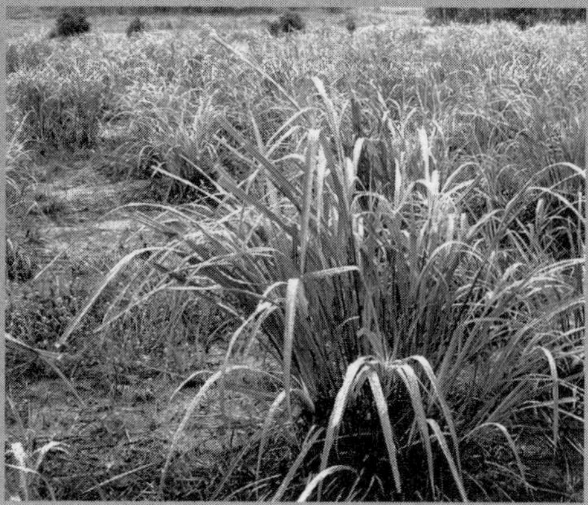

Nom latin : *Cymbopogon citratus (D.C) Stapf.*
Famille botanique : Poacées
Organe producteur : l'herbe
Chémotype : aldéhydes(citral, géranial), alcool sesquiterpénique

Propriétés

Anti-inflammatoire, antibactérien, antiamibien, antifongique, sédatif, vasodilatateur, tonique digestif, répulsif.

Indications

Cellulite. Insomnie, fatigue nerveuse. Insuffisance hépatique et digestive. Candidose digestive, cutanée et vaginale. Douleurs rhumatismales.

Usages

Voie interne : consultez un aromathérapeute ou un médecin spécialisé.
Voie externe : en diffusion, 10 gouttes de lemongrass + 10 gouttes d'orange zeste pendant 15 minutes... pour favoriser le sommeil. Pour favoriser la digestion, 3 gouttes dans de l'huile végétale grasse à appliquer sur l'estomac. Pour réduire la cellulite et favoriser la circulation, 3 gouttes de lemongrass + 3 gouttes de cyprès dans de l'huile végétale grasse, en application sur les zones concernées.

Précautions

Interdite aux femmes enceintes ou qui allaitent, ainsi qu'aux enfants de moins de 8 ans. Limitez les applications cutanées en incorporant toujours 3 à 8 % d'huile essentielle de lemongrass dans une huile végétale grasse.

Mandarine

Nom latin : *Citrus reticulata*
Famille botanique : Rutacées
Organe producteur : le zeste
Chémotype : limonène

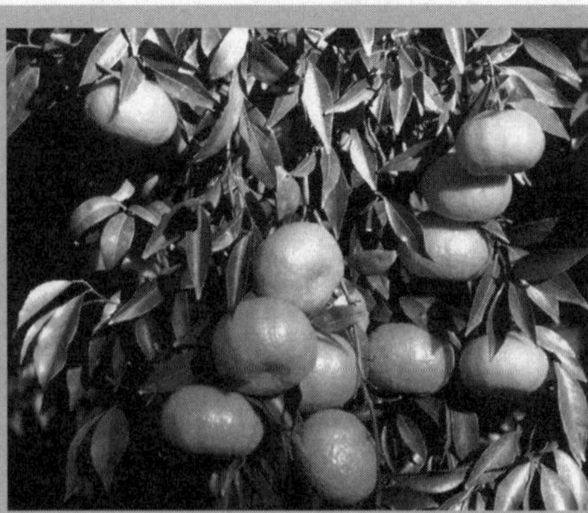

Propriétés

Relaxante, sédative. Tonique digestive, eupeptique (facilite la digestion), stomachique. Antiseptique, antifongique, anti-inflammatoire et régulatrice du système nerveux central.

Indications

Angoisse, insomnie, dyspepsie, hoquet, aérophagie, digestion lente, infections de la peau.

Usages

Voie interne : consultez un aromathérapeute ou un médecin spécialisé. A titre indicatif, 1 goutte sur du miel ou sur un sucre pour favoriser la digestion.

Voie externe : pour favoriser l'endormissement, en diffusion 15 minutes dans une chambre d'enfant en son absence. Puis laissez retomber les particules 20 minutes, toujours en l'absence de l'enfant. Cette huile essentielle entre dans la composition de nombreux produits de soin cutané : crème pour les mains, lait pour le corps... Pour les bains parfumés et relaxants, 20 gouttes.

Précautions

Déconseillée pendant les trois premiers mois de la grossesse. Photosensibilisante, cette huile ne doit pas être appliquée sur la peau avant d'aller au soleil.

Marjolaine à coquilles

Nom latin : *Origanum majorana*
Famille botanique : Lamiacées
Organe producteur : les sommités fleuries
Chémotype : terpinéol 1,4 monoterpénol

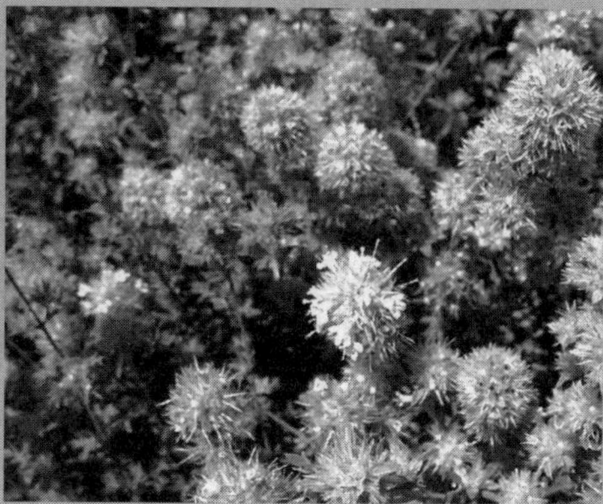

Propriétés

La marjolaine à coquilles fournit une huile essentielle précieuse pour toute maladie dont l'origine nerveuse est clairement établie. Dans ces situations, elle reste un produit incontournable car elle rétablira le terrain du patient en équilibrant les déviances nerveuses. Sédative. Efficace contre les troubles de l'humeur (préménopause). Antibactérienne puissante et antispasmodique.

Indications

Anxiété, insomnie, douleurs menstruelles, problèmes psychomatiques d'origine affective. Coliques, flatulences.

Usages

Voie interne : consultez un aromathérapeute ou un médecin spécialisé.
Voie externe : en cas de choc nerveux, 1 goutte dans un peu d'huile végétale de macadamia, en application locale sur le plexus solaire. En cas de névrite, 3 gouttes dans une noisette d'huile végétale de Millepertuis.

Précautions

Une huile essentielle étonnante par l'étendue de son champ d'action. Faites attention lors de l'achat, vérifiez le nom complet. Il ne faudrait, en effet, pas la confondre avec la Marjolaine sylvestre (thymus mastichina) qui n'a ni les même propriétés ni le même prix. Interdite aux femmes enceintes ou qui allaitent ainsi qu'aux enfants de moins de 5 ans.

Marjolaine sylvestre

Nom latin : *Thymus mastichina L.*
Famille botanique : Lamiacées
Organe producteur : les sommités fleuries
Chémotype : oxydes terpéniques (1,8 cinéole)

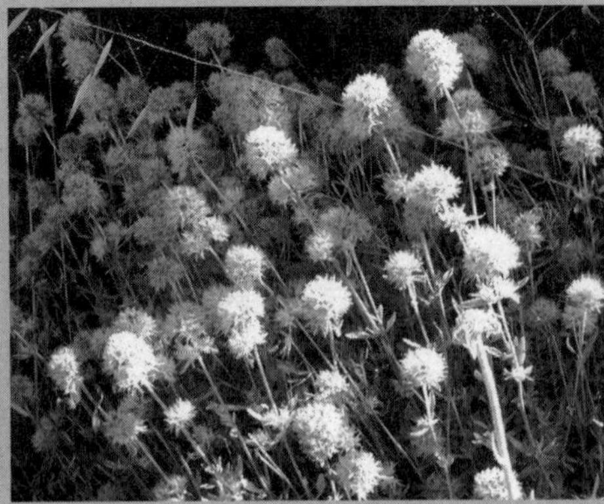

Propriétés

Antiseptique, expectorant, mucolytique, anti-infectieux et antibactérien.

Indications

Sinusite, bronchite et bronchite virale.

Usages

Voie interne : consultez un aromathérapeute ou un médecin spécialisé.
Voie externe : en inhalation, 3 gouttes dans un bol d'eau chaude. En friction, 3 gouttes dans de l'huile végétale grasse en application sur le thorax 3 fois par jour.

Précautions

Il s'agit d'une espèce de thym d'Espagne qu'il ne faut pas confondre avec la marjolaine à coquilles.
Déconseillée pendant les premiers mois de la grossesse et aux enfants de moins de 8 ans.

Menthe poivrée

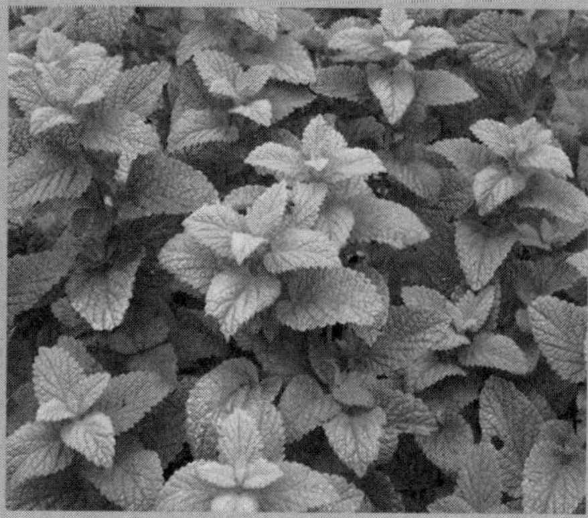

Nom latin : *Mentha piperita L. var.piperita*
Famille botanique : Lamiacées
Organe producteur : les feuilles
Chémotype : menthol, menthone

Propriétés

Tonique, stimulante du système nerveux. Anesthésique, antalgique. Décongestionnante prostatique, hépatique et du nez bouché. Anti-infectieuse et antibactérienne. Digestive, antispasmodique intestinal, cholérétique et antimigraineuse.

Indications

Fatigue, asthénie physique et mentale. Dyspepsie, coliques hépatiques, indigestion, mal des transports, coliques néphrétiques, nausées et vomissements. Maux de dents, migraines, céphalées, sinusites. Névralgie, sciatique, arthrite, rhumatisme et tendinite. Otalgie, rhinite, laryngite et tendinite. Choc, traumatisme. Stimulante de l'activité cardiaque. Règles douloureuses.

Usages

Voie interne : consultez un aromathérapeute ou un médecin spécialisé. A titre indicatif, contre la fatigue du décalage horaire, les troubles digestifs et urinaires, les nausées et les spasmes digestifs douloureux, 1 goutte sur du miel ou sur un sucre.
Voie externe : 1 goutte mélangée dans de l'huile végétale grasse

en application pour éviter d'avoir les pieds chauds, 1 goutte sur les tempes (loin des yeux) pour les maux de tête, 3 gouttes sur un mouchoir à respirer régulièrement pour les longs trajets en voiture.

Précautions

Ne prenez pas un bain avec de la Mentha piperita sous peine de vous transformer en glaçon ! Interdite aux femmes enceintes ou qui allaitent. Ne jamais diffuser seule. A éviter en cas de calculs biliaires.

Niaouli

Nom latin : *Melaleuca viridiflora - Solander ex Gaëtner*
Famille botanique : Myrtacées
Organe producteur : les feuilles
Chémotype : 1,8 cinéole, monoterpénols, sesquiterpénols

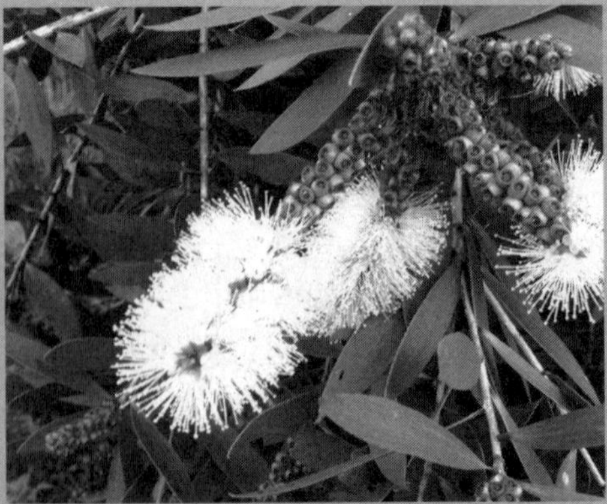

Propriétés

Anti-infectieux, antiviral, antifongique, expectorant, antiseptique urinaire, anti-inflammatoire.
Décongestionnant veineux, hypotensif. Protecteur cutané (radioprotecteur), cicatrisant.

Indications

Infections respiratoires virales et chroniques telles que bronchites, rhumes, sinusites et pharyngites. Déficience immunitaire. Hypertension, varices, hémorroïdes. En prévention de brûlures par radiothérapie.

Usages

Voie interne : consultez un aromathérapeute ou un médecin spécialisé. A titre indicatif, pour traiter les infections respiratoires, 1 goutte sur du miel ou sur un sucre, 3 fois par jour.
Voie externe : pour les infections respiratoires, 3 gouttes dans de l'huile végétale grasse en application locale sur le thorax, le dos, le cou. 1 à 3 gouttes en compresse pour les problèmes cutanés. En bain de bouche pour l'hygiène buccale. En bain, pour les refroidissements, 20 gouttes.

Précautions

Ne pas diffuser seule mais en synergie. Pas d'utilisation pendant les premiers mois de grossesse et chez l'enfant de moins de 6 ans.

Orange

Nom latin : *Citrus sinensis (L.) Persoon (CH.)*
Famille botanique : Rutacées
Organe producteur : le zeste
Chémotype : limonènes (environ 90%)

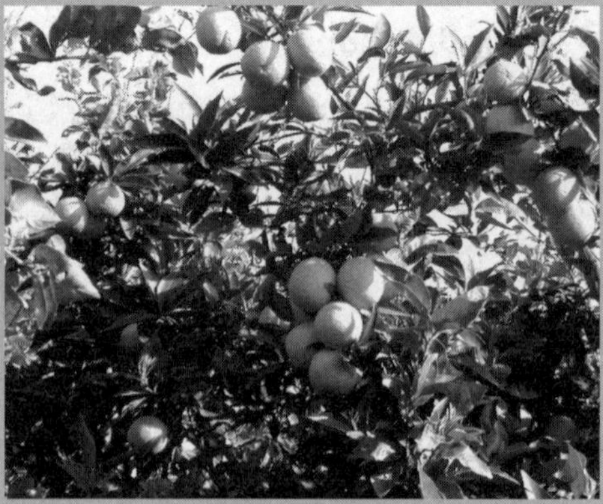

Propriétés

Calmante, sédative, stomachique. Désinfectant de l'air et aromatisante. Equilibrant dermique. Antimouche en diffusion dans l'air (au moins une heure).

Indications

Stress, anxiété, nervosité. Dyspepsies, flatulences, spasmes de l'estomac. Circulation lente, jambes lourdes.

Usages

Voie interne : consultez un aromathérapeute ou un médecin spécialisé.
Voie externe : pour retrouver le calme, diffusez 15 minutes dans la chambre. Pour stimuler la circulation, 1 à 3 gouttes dans de l'huile végétale grasse en application sur la peau. Tous les modes d'utilisation lui conviennent : bain, massage, friction, onction, diffusion et cosmétique.

Précautions

La couleur orangé rouge de l'huile essentielle est liée à la présence du bêta-carotène, elle s'atténue après dégradation de celui-ci.
A éviter si faiblesse rénale.

Origan

Nom latin : *Origanum compactum L.*
Famille botanique : Lamiacées ou Labiées
Organe producteur : les sommités fleuries
Chémotype : carvacrol, thymol, linalol

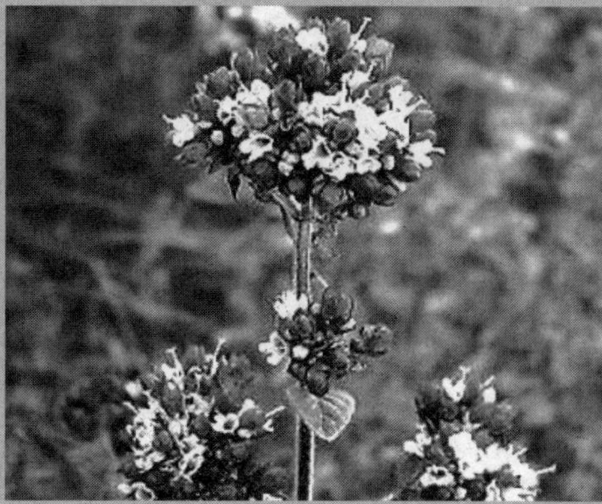

Propriétés

Antibactérien majeur à large spectre d'action, antiviral, fongicide, antioxydant. Tonique général, cette huile est stimulante au niveau immunitaire mais aussi physique, mental et sexuel.

Indications

Poux. Fièvres tropicales. Asthénie profonde. Toutes les infections bactériennes virales et parasitaires : des tissus cutanés (acné, mycoses, gale, teigne, abcès), des voies respiratoires (bronchite, angine, grippe), des voies urinaires (cystite), du tube digestif (dysenterie, entérocolite), des ganglions lymphatiques.

Usages

Voie interne : consultez un aromathérapeute ou un médecin spécialisé. A titre indicatif : 1 goutte sur du miel ou un sucre, 3 fois par jour pour toutes les infections.
Voie externe : 1 goutte mélangée à de l'huile végétale grasse en application locale sur les infections cutanées.

Précautions

L'origan est délicat à l'emploi car très dermocaustique. Déconseillé chez la femme enceinte ou qui allaite ainsi que chez l'enfant de moins de 8 ans.

Palmarosa

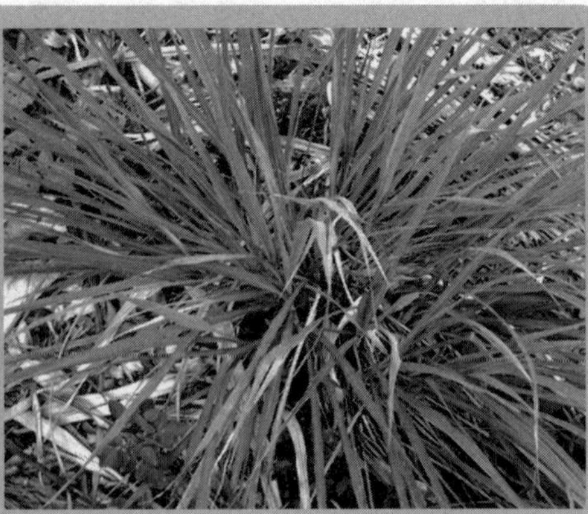

Nom latin : *Cymbopogon martinii var. motia (Roxb.) Will. Watson*
Famille botanique : Poacées (ou graminées)
Organe producteur : l'herbe
Chémotype : géraniol, linalol, nérol, acétate de géranyle

Propriétés

Antibactérien puissant à large spectre. Fongicide, antiviral, stimulant immunitaire, cicatrisant, tonique utérin et nerveux. Antimoustique (utile en zone tropicale).

Indications

Rhinopharyngite, sinusite, otite. Varicelle, scarlatine, rougeole. Cystite, vaginite. Infections herpétiques. Acné, eczéma, plaies, escarres. Mycoses cutanées. Stress et irritabilité. Accouchement (facilite l'accouchement).

Usages

Voie interne : consultez un aromathérapeute ou un médecin spécialisé.
Voie externe : 1 à 3 gouttes dans de l'huile végétale grasse 3 fois par jour sur l'organe affecté : sur le cou (pharyngite), autour de l'oreille (otite), sur la peau et sur le bas du ventre (cystite).

Précautions

Interdit à la femme enceinte ou qui allaite et aux enfants de moins de 6 ans.

Pamplemousse

Nom latin : *Citrus paradisi Macfadyen*
Famille botanique : Rutacées
Organe producteur : le zeste
Chémotype : limonène, aldéhydes, coumarines

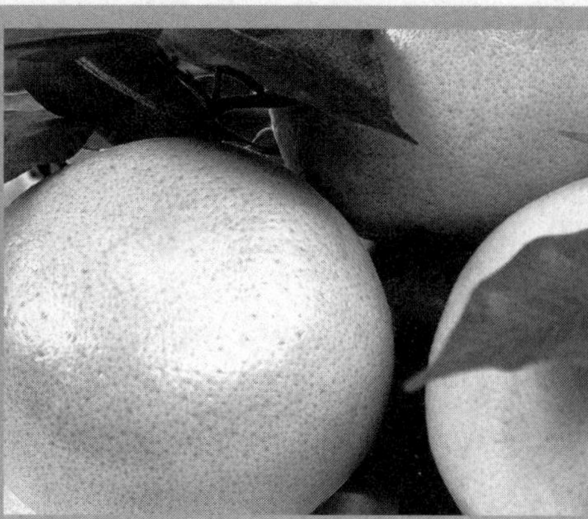

Propriétés

Antiseptique aérien, bactéricide, fongicide, lipolytique, euphorisant.

Indications

Diffusez cette huile 10 à 15 minutes à la maison et au travail pour purifier l'air et créer un décor olfactif agréable. Indication également en cas de tendance dépressive. Favoriserait l'amaigrissement.

Usages

Voie interne : consultez un aromathérapeute ou un médecin spécialisé.
Voie externe : dans un diffuseur ou un vaporisateur. En massage, 3 gouttes dans une noisette d'huile végétale de Calophyllum inophyllum sur les zones concernées. 3 à 5 % en cas de cellulite.

Précautions

Evitez l'exposition solaire après un massage.

Petit grain bigarade

Nom Latin : *Citrus aurantium bigaradia L. ssp Amara*
Famille botanique : Rutacées
Organe producteur : les feuilles
Chémotype : acétate de linalyle, de néryle, de terpényle, linalol

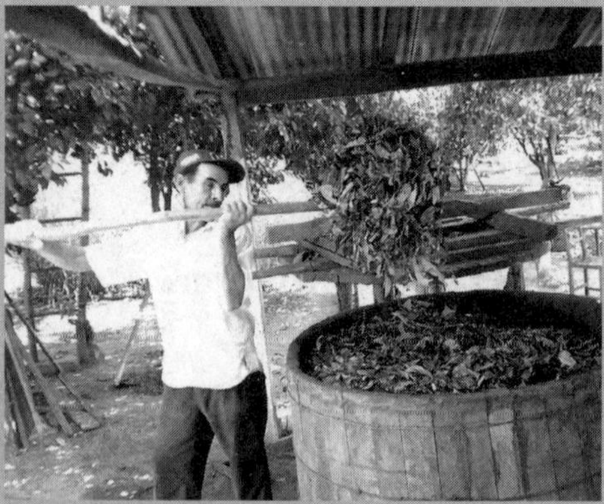

Propriétés

Anti-inflammatoire, cicatrisant et régénérateur cutané, antispasmodique.
Relaxant, sédatif et antidépresseur.

Indications

Toux spasmodique, asthme. Arthrite, tendinite, rhumatisme. Palpitations, insomnie, stress, fatigue mentale, anxiété. Acné, escarre, plaie, transpiration excessive, lésions herpétiques.

Usages

Voie interne : consultez un aromathérapeute ou un médecin spécialisé. A titre indicatif : 1 goutte dans du miel ou sur un sucre pour les tendances dépressives.
Voie externe : pour les indications nerveuses, 3 gouttes dans de l'huile végétale sous la voûte plantaire ou le plexus solaire. Pour les autres indications, 3 gouttes en application locale.

Précautions

Déconseillé pendant les premiers mois de grossesse.

Pin des montagnes

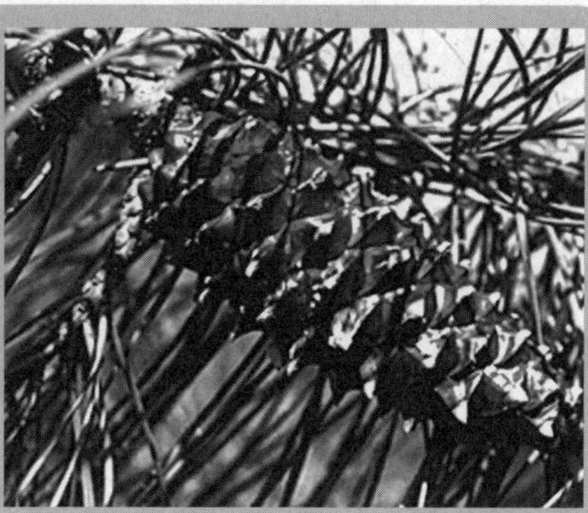

Nom latin : *Pinus pumilionis*
Famille botanique : Abiétacées
Organe producteur : les aiguilles
Chémotype : pinènes, limonènes, acétate de bornyle

Propriétés

Tonique, neurotonique, anti-inflammatoire, anti-infectieux (notamment urinaire), antiseptique respiratoire, expectorant, décongestionnant lymphatique et ovarien. *Hormon-like* (« qui copie les hormones du corps humain ») et *cortisone-like* (« qui recopie la cortisone.»)

Indications

Asthénie, surmenage, neurasthénie, dépression, «coup de pompe». Inflammations diverses telles que tendinite, arthrite et rhumatisme. Infections respiratoires, bronchites, sinusites, asthme et allergies. Règles difficiles, congestion prostatique, infections urinaires.

Usages

Voie interne : consultez un aromathérapeute ou un médecin spécialisé. A titre indicatif, pour les « coups de pompe », mettez 1 goutte sur du miel ou un sucre.
Voie externe : 3 gouttes dans de l'huile végétale grasse sur les organes à traiter. En diffusion, utilisez-la seule ou en synergie dès les premiers froids. En bain : 20 gouttes dans une base neutre pour «reprendre des forces».

Précautions

Déconseillé dans les premiers mois de grossesse et aux enfants de moins de 6 ans. Irritation possible à l'état pur. A éviter en cas d'insuffisance rénale.

Ravintsara

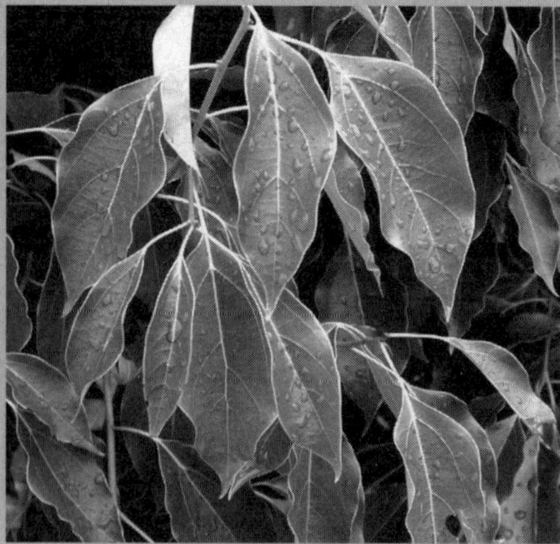

Nom latin : *Cinnamomum camphora L. (Persley)*
Famille botanique : Lauracées
Organe producteur : les feuilles
Chémotype : 1,8 cinéole, alpha terpinéol

Propriétés

Antiviral, stimulant immunitaire, antibactérien, expectorant et neurotonique (énergisant puissant).

Indications

C'est le meilleur produit d'aromathérapie pour lutter contre les virus de tous genres. Autant dire un incontournable de la trousse de base. Grippe, sinusite, bronchite, coqueluche et rhume. Herpès, zona, hépatite virale. Troubles neuromusculaires. Fièvre et boutons de fièvre. Déficience immunitaire. Insomnie.

Usages

Voie interne : consultez un aromathérapeute ou un médecin spécialisé. A titre indicatif : 1 goutte dans du miel ou du sucre 3 fois par jour pour lutter contre les virus de tous genres.
Voie externe : pour les fatigues physiques, 10 à 20 gouttes dans de l'huile végétale grasse en massage vertébral. Pour se protéger l'hiver, en massage, 10 gouttes dans de l'huile végétale grasse.

Précautions

Déconseillé dans les trois premiers mois de la grossesse et aux enfants de moins de 5 ans.

Romarin camphré

Nom latin : *Rosmarinus officinalis camphora L.*
Famille botanique : Lamiacées
Organe producteur : les sommités fleuries
Chémotype : 1,8 cinéole, camphre...

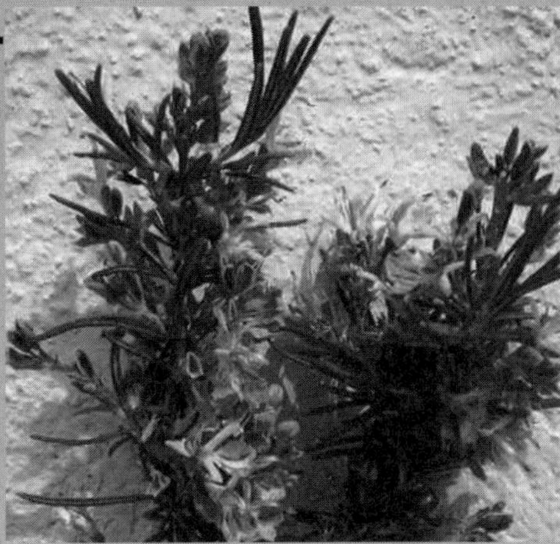

Propriétés

Action neuromusculaire, expectorant mucolytique, décongestionnant veineux et broncho-pulmonaire. Relaxant, décontractant musculaire, emménagogue (qui favorise, régule ou provoque le cycle féminin).

Indications

C'est l'huile des sportifs, elle est efficace sur les contractures musculaires, les myalgies, les crampes et les rhumatismes. Bronchite, toux sèches.

Usages

Voie interne : consultez un aromathérapeute ou un médecin spécialisé.
Voie externe : 2 gouttes dans de l'huile végétale grasse. Avec ce mélange, massez doucement la zone contractée.

Précautions

Cette huile est toxique en interne. Interdite aux femmes enceintes ou qui allaitent et aux enfants de moins de 8 ans. Attention elle contient du camphre (+ ou - 20 %) !

Romarin à cinéole

Nom latin : *Rosmarinus officinalis Cineolifera L.*
Famille botanique : Lamiacées
Organe producteur : les sommités fleuries
Chémotype : 1,8 cinéole, terpènes et camphre

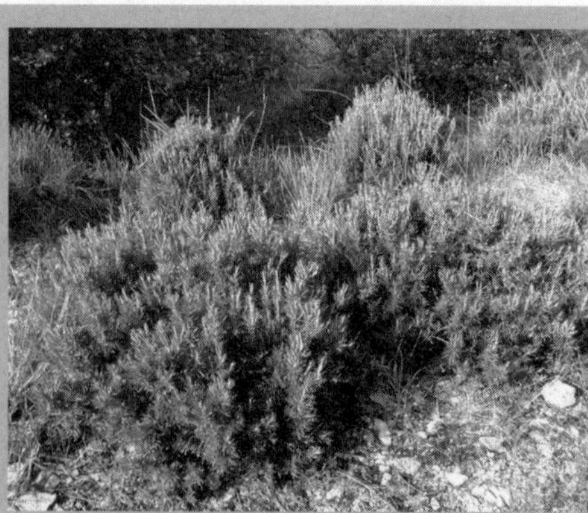

Propriétés

Mucolytique, expectorant, draineur hépatique.

Indications

Infections des voies respiratoires avec encombrements muqueux, sinusite et congestion pulmonaire. Cystites et candidoses. Varices, circulation veineuse. Fatigue chronique.

Usages

Voie interne : consultez un aromathérapeute ou un médecin spécialisé.
Voie externe : 3 gouttes dans de l'huile végétale grasse en application cutanée, sur le thorax ou le plexus solaire pour les indications ci-dessus.

Précautions

Déconseillé pendant les premiers mois de la grossesse. Irritation cutanée possible à l'état pur. Attention, cette huile contient du camphre !

Sauge sclarée

Nom latin : *Salvia sclarea L.*
Famille botanique : Lamiacées
Organe producteur : les sommités fleuries
Chémotype : acétate linalyle, inalol, sclaréol

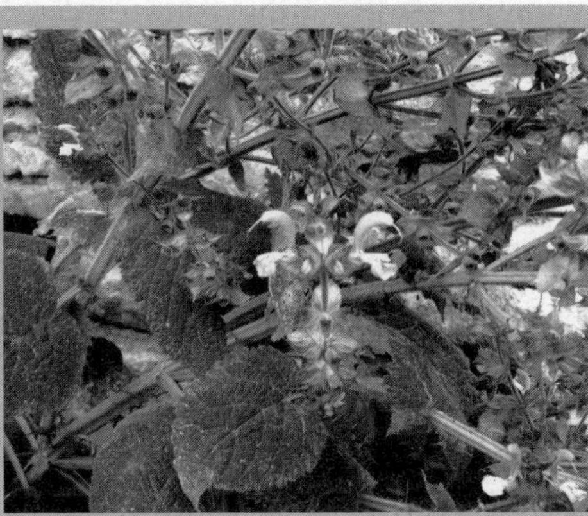

Propriétés

Œstrogène-like (qui recopie les œstrogènes), régulatrice circulatoire, antifongique lors de troubles hormonaux, antispasmodique du petit bassin et relaxante.

Indications

C'est l'huile majeure des troubles gynécologiques : aménorrhées, pré-ménopause, infections génitales par insuffisance hormonale. Elle est conseillée aussi pour les troubles de la circulation, les varices, les hémorroïdes, l'anévrisme veineux, les troubles de l'humeur et l'herpès labial.

Usages

Voie interne : consultez un aromathérapeute ou un médecin spécialisé.
Voie externe : tous les usages conviennent à la sauge sclarée, beaucoup moins toxique que la sauge officinale. Elle est également plus facile d'emploi. Pour harmoniser le cycle hormonal de la jeune fille, incorporez 1 goutte à l'alimentation, pendant 21 jours en commençant après les règles. Pour enrayer les bouffées de chaleur de la préménopause : 1 goutte sur la brosse à dent pendant 7 jours avant la date du cycle.

Précautions

A éviter en cas de mastose. Interdite aux femmes enceintes, à celles qui allaitent et aux enfants de moins de 8 ans.

Thym à bornéol

Nom latin : *Thymus satureoïdes Cosson*
Famille botanique : Lamiacées
Organe producteur : les sommités fleuries
Chémotype : bornéol, thymol, linalol, carvacrol

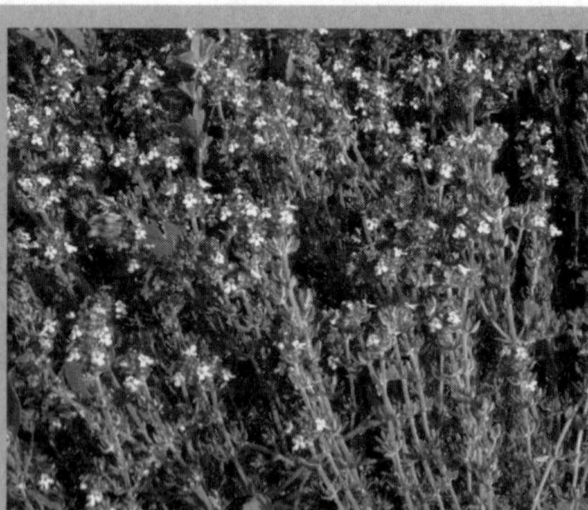

Propriétés

Antiseptique, antiviral, anti-infectieux, immunostimulant, tonique, utérotonique, aphrodisiaque et cholagogue (favorise l'évacuation de la bile).

Indications

Infections chroniques et auto-immunes, angine, grippe, bronchite, sinusite, toux, tuberculose, parasitoses intestinales. Cystite, infections urinaires. Fatigue générale, asthénie sexuelle. Acné.

Usages

Voie interne : consultez un aromathérapeute ou un médecin spécialisé.
Voie externe : en friction légère, 1 à 2 gouttes par jour pour les affections virales et bactériennes, au maximum 7 jours consécutifs. Pour tonifier, stimuler : 3 à 4 gouttes avec une noisette d'huile végétale. En friction légère à appliquer sur la plante des pieds et le plexus.

Précautions

Attention, «rouge» ou «blanc» n'est pas une appellation pour le thym, encore moins pour un chémotype. Il faut demander le thym par sa substance biochimique dominante à bornéol, à géraniol, à thuyanol, etc. Cette huile est déconseillée les premiers mois de grossesse et aux enfants de moins de 12 ans. Vérifiez la tolérance sur la peau. Dans tous les cas, incorporez-la à faible pourcentage dans une huile de massage ou dans un bain.

Térébenthine

Nom latin : *Pinus pinaster Solander*
Famille botanique : Abiétacées
Organe producteur : l'oléorésine
Chémotype : alpha et bêta pinène

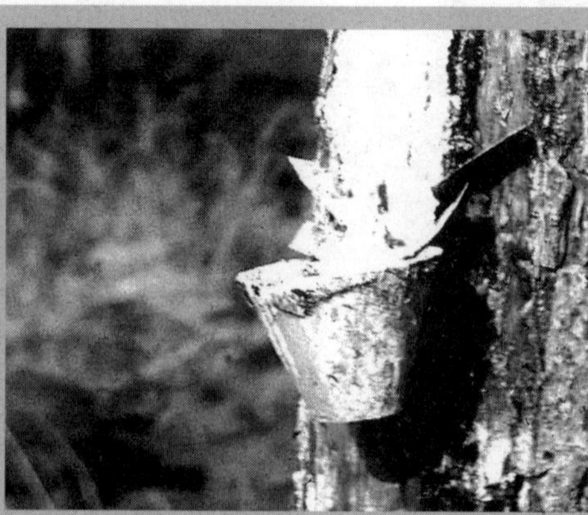

Propriétés

Draineur, anti-douleur, oxygénant, antiseptique aérien, tonique, expectorant, diurétique, anti-parasitaire, anti-inflammatoire articulaire.

Indications

Infections catarrhale, respiratoire. Asthénie, lipothymie. Cette huile entre dans la base du « bol d'air Jacquier », c'est-à-dire un appareil respiratoire qui permet une oxygénation des cellules de l'organisme.

Usages

Voie interne : consultez un aromathérapeute ou un médecin spécialisé.
Voie externe : en bain, pour un adulte, 20 gouttes dans un dispersant (sel de bain). En diffusion dans l'air, 10 à 15 gouttes dans le diffuseur.

Précautions

Déconseillée pendant les premiers mois de grossesse et aux enfants de moins de 8 ans. Application cutanée à faible concentration. A éviter en cas d'insuffisance urinaire.

Verveine exotique

Nom latin : *Litsea citrata ou cubeba Persoon*
Famille botanique : Lauracées
Organe producteur : les fruits frais
Chémotype : aldéhydes (citrals, néral, géranial), monoterpènes

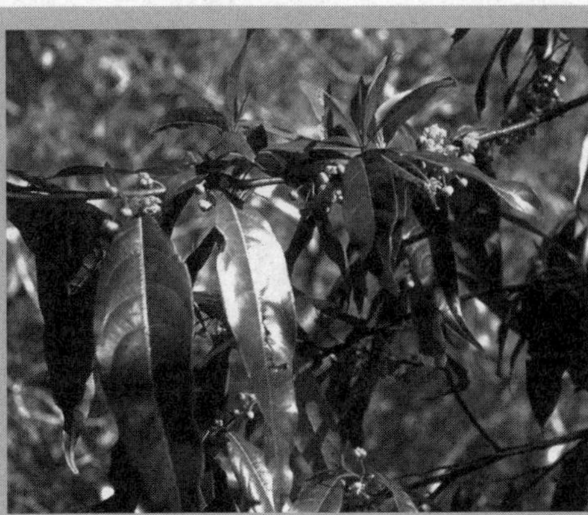

Propriétés

Calmante, sédative, anti-inflammatoire, eupeptique (facilite la digestion), antifongique, antibactérienne et antivirale.

Indications

Angoisse, insomnie, dépression, agitation. Zona et névrite.
Douleurs articulaires, insuffisance digestive.

Usages

Voie interne : consultez un aromathérapeute ou un médecin spécialisé.
Voie externe : une grande huile pour les états nerveux et tous les types d'inflammations. Préférez l'usage externe et la diffusion. 3 gouttes dans de l'huile végétale sur le plexus solaire calment et facilitent la digestion.

Précautions

Déconseillée pendant les premiers mois de grossesse et aux enfants de moins de 6 ans.
Serait déconseillée en cas d'hypertrophie de la prostate.

Ylang-ylang

Nom latin : *Cananga odorata Hook F.* et *T.forma genuina*
Famille botanique : Anonacées
Organe producteur : les fleurs
Chémotype : acétate de géranyle, acétate de benzyle, linalol
Plus de 50 composés différents !

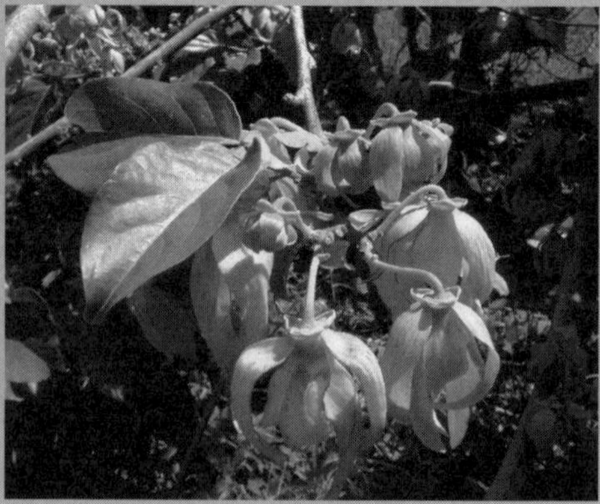

Propriétés

Antidépresseur, sédatif, relaxant nerveux. Hypotensif, sédatif cardiaque.
Tonique sexuel, antispasmodique, antiprurigineux.

Indications

Hypertension, asthénie sexuelle, frigidité, palpitations, eczéma sec, psoriasis, poux.

Usages

Voie interne : consultez un aromathérapeute ou un médecin spécialisé.
Voie externe : c'est la voie royale pour l'ylang-ylang, dont le parfum envoûtant lui vaut le nom de « fleur parmi les fleurs ». Elle contribue à l'harmonie des couples. 10 à 20 gouttes dans 30 ml d'huile végétale grasse pour un massage complet (et souvent réconciliateur) de votre partenaire.

Précautions

Il est important de demander du Cananga odorata totum ou extra. Très appréciée en parfumerie, cette fleur subit différentes étapes de distillation... Si vous obtenez ylang-ylang 2e et 3e, il y a peu ou pas de propriétés aphrodisiaques.

... Et bien d'autres huiles encore !

Pour ceux et celles qui veulent en savoir un peu plus, voici une liste qui vous permettra de poursuivre vos explorations :

Les huiles essentielles antalgiques	
Sapin baumier	Abies balsamea
Bouleau jaune	Betula alleghanensis
Coriandre	Coriandrum sativum
Eucalyptus citronné	Eucalyptus citriodora
Girofle	Eugenia carryophyllata
Gaulthérie odorante	Gaultheria fragrantissima
Gaulthérie couchée	Gautheria procumbens(Wintergreen)
Genévrier	Juniperus communis
Laurier	Laurus nobilis
Lavande	Lavandula angustifolia
Lavande aspic	Lavandula spica
Menthe poivrée	Mentha piperita
Noix de muscade	Myristica fragrans
Basilic	Ocimum basilicum
Marjolaine à coquilles	Origanum majorana
Géranium odorant	Pelargonium asperum
Epinette noire	Picea mariana
Ravensara	Ravensara aromatica
Sarriette	Satureja Montana
Thym à linalool	Thymus vulgaris Linaloliferum
Gingembre	Zinziber officinalis

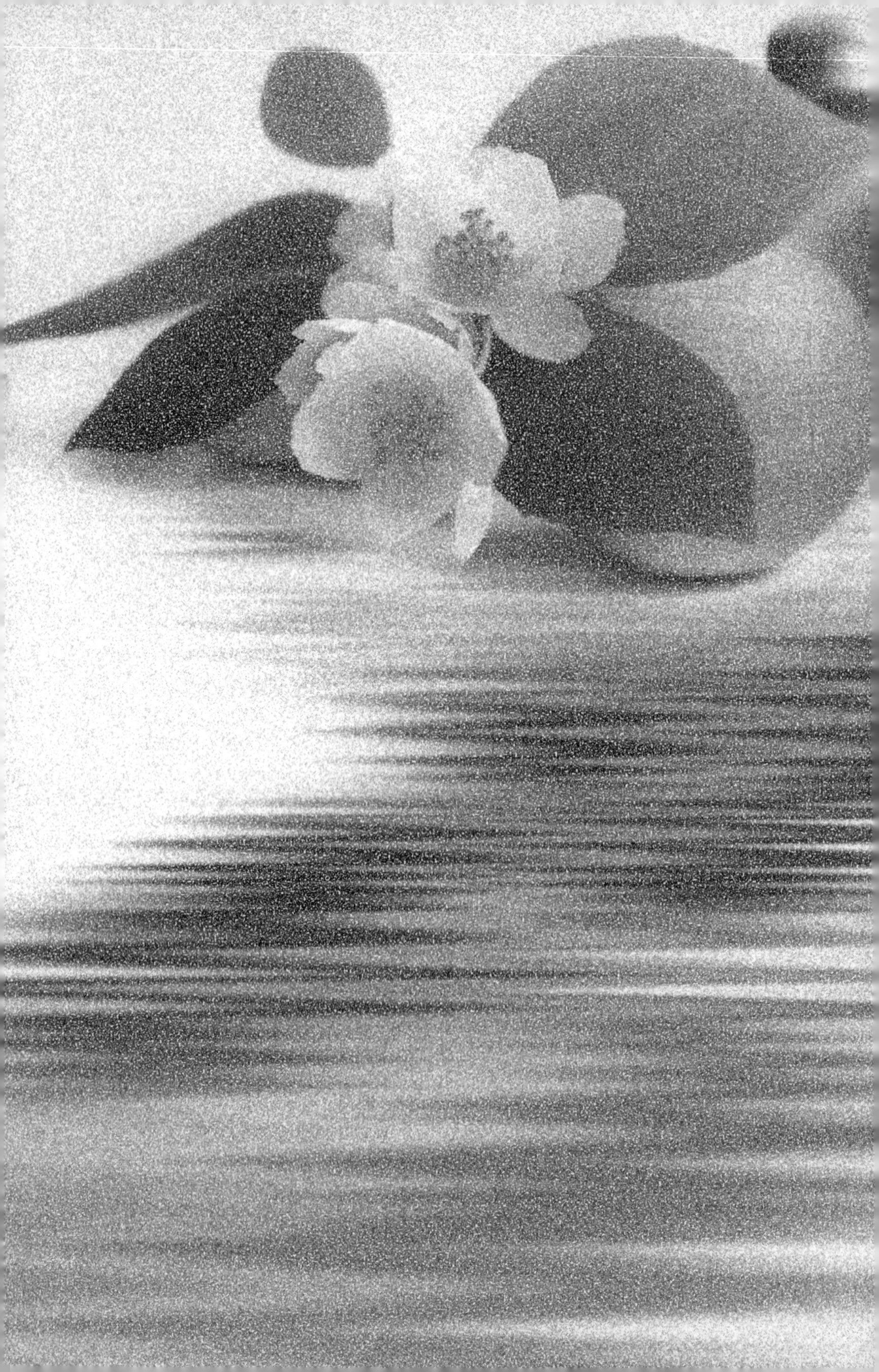

Créez vos propres mélanges

Avant de commencer, quelques précautions

Le plus intéressant et le plus passionnant, avec les huiles essentielles, c'est de faire soi-même ses préparations d'usage courant.

Attention, à moins de connaître parfaitement les interactions que peuvent avoir les huiles essentielles, je déconseille vivement d'utiliser plus de trois huiles essentielles dans une même préparation ! Soyez exigeant sur la provenance des huiles essentielles, sur la qualité bio... n'oubliez pas que votre santé est en jeu.

Vous pouvez également utiliser sans crainte les synergies de très bonne qualité dont les combinaisons ont été éprouvées. Faites-en profiter votre entourage, vos amis... après avoir lu ces quelques conseils. Les préparations, l'embouteillage, les mélanges, les dilutions doivent être réalisés dans des conditions minimales de sécurité.

❶ **Avant de toucher les huiles**
Placez à portée de la main : l'huile végétale grasse (carthame, olive, tournesol...), des essuie-tout, des chiffons absorbants, des pipettes identifiées ou des bouteilles à bec verseur identifiées également, un crayon, du papier et des étiquettes.

❷ **Eliminez toute cause de dérangement**
Un mouvement brusque... et, hop, voilà tout votre travail réduit à néant !

❸ **De bonnes conditions de travail**
Travaillez dans un endroit bien éclairé, aéré et frais.

❹ **Utilisez des matériaux adaptés**
Je vous recommande le verre, l'inoxydable ou certains plastiques. Il vous faut des matériaux qui ne peuvent pas être attaqués par les huiles.

❺ **Identifiez tous vos contenants**
Notez toutes les préparations, étiquetez et protégez l'écriture avec du ruban adhésif.

❻ **Notez les pourcentages ou les quantités requises dans les préparations**
Une erreur de proportion peut rendre une préparation dangereuse à l'emploi.

❼ **Rebouchez toutes les bouteilles**
Pour ne pas perdre les qualités biochimiques de vos préparations, refermez vos contenants au fur et à mesure qu'ils sont utilisés.

❽ **Rangez tout le matériel hors de la portée des enfants**
Et loin des préparations alimentaires afin que les huiles ne soient pas confondues avec des produits comestibles ou des boissons. N'oubliez pas que certaines huiles essentielles ne sont pas sans danger. La prudence est de rigueur.

Que faire en cas d'accident ?

■ En cas d'ingestion accidentelle

S'il s'agit d'une petite quantité d'huile essentielle pure, prenez 1 à 10 cuillerées d'huile végétale grasse.

Mais, si la quantité ingérée est plus **importante**, **avalez** plusieurs cuillerées **d'huile végétale grasse** (1 tasse si possible) et **vomissez** (l'ingestion de cette quantité d'huile végétale provoque normalement les vomissements). N'hésitez pas à **hospitaliser en urgence** la victime pour d'autres soins jugés nécessaires. Très important : pensez à tout prix à **apporter le flacon de l'huile essentielle ingérée.**

■ En cas de projections dans les yeux

Versez immédiatement de **l'huile végétale grasse dans l'œil** et passez un coton imbibé d'huile végétale pour éliminer. **Consultez un médecin.**

■ Les risques d'irritations

Les huiles essentielles sont puissantes. Gardez-les hors de la portée des enfants. Et, même s'ils sont assez grands pour comprendre que les huiles ne doivent pas entrer en contact avec les yeux, il reste les vêtements, la literie, le mobilier ou encore les tapis. Habituez-les à voir les huiles essentielles comme quelque chose d'excellent et de précieux... mais qui requiert des précautions d'emploi. Ne versez jamais l'huile essentielle directement sur des tissus, et surtout pas sur une taie d'oreiller... et encore moins sur la taie d'oreiller du petit qui va y coller son visage et ses yeux. N'oubliez pas que les huiles essentielles peuvent être irritantes pour les enfants. Il vaut mieux appliquer une goutte d'huile essentielle sur un mouchoir que l'on place sous la taie. Vous éviterez ainsi les taches et les irritations.

■ En cas d'allergies

Les huiles essentielles ne sont pas allergènes. Ce que les gens ont tendance à nommer allergie est en fait de l'hypersensibilité. Certains produits, comme l'alcool, mélangés aux huiles essentielles peuvent déclencher des manifestations allergiques. Au premier signe, cessez l'utilisation.
S'il s'agit d'une allergie respiratoire, évitez d'inhaler directement les diffusions d'huiles essentielles. Pour les allergies cutanées, évitez d'appliquer sur la peau sans avis médical compétent.

■ En cas d'injection

Les injections d'huiles essentielles sont rigoureusement interdites au risque de désordres graves.

Précautions particulières

- **Pour les femmes enceintes et les enfants**
Demandez toujours les conseils spécifiques à votre aromathérapeute. Il vous fera part des précautions à prendre et d'éventuelles contre-indications.

- **En cas d'exposition au soleil**
Evitez de vous exposer au soleil dans les jours suivants l'application d'huiles photosensibilisantes (bergamote, zeste d'agrumes en général).

Une, deux, trois huiles... Des mélanges reconnus à votre portée

En aromathérapie, **chaque substance s'additionne à une autre pour en renforcer l'effet**. En associant plusieurs huiles ayant des propriétés relaxantes, on obtient un effet plus important qu'avec chaque huile prise séparément. C'est ce que l'on appelle une **synergie**, à savoir le résultat d'une association d'éléments dont l'effet global est supérieur à la somme des effets de chacun des éléments.

Cependant, il ne suffit pas d'additionner toutes les huiles ayant des propriétés communes pour composer une heureuse synergie, certaines d'entre elles pouvant être incompatibles. Les proportions jouent également un rôle important. Qui plus est, des qualités égales ne sont pas nécessairement la meilleure indication. Les synergies qui suivent ont toutes été éprouvées.

Vendues dans le commerce, les synergies représentent une bonne solution. Elles contiennent plusieurs huiles essentielles qu'il serait plus onéreux d'acheter séparément. Elles demandent les mêmes précautions que les huiles essentielles pures. Attention, je vous rappelle que les huiles essentielles pénètrent l'épiderme et sont absorbées par le système respiratoire ! Alors, pas question d'aller en acheter en réclame, en jolies présentations mais de qualité douteuse ! Donc, soyez vigilant.

■ Synergie antiseptique

Origanum compactum, Thymus vulgaris linaloliferum, Lavandula angustifolia, Citrus limonum zeste et Pelargonium roseum. Pratiquement toutes les huiles essentielles ont des propriétés antiseptiques. Les combinaisons peuvent varier à l'infini. Cette synergie est élaborée en particulier pour l'usage externe sur les plaies et l'acné. Elle s'utilise aussi en gargarisme (3 gouttes dans 1 verre d'eau tiède).

■ Synergie articulation

Anthemis nobilis, Juniperus communis, Lavandula augustifolia, Rosmarinus officinalis camphoriferum et Thymus vulgaris linaloliferum. Ces huiles essentielles ont toutes des propriétés antalgiques et antirhumatismales. Cette synergie s'utilise en onction, en massage et en bains.

■ Synergie circulation

Cupressus sempervirens, Citrus limonum zeste, Mentha piperita et Juniperus communis. Cette synergie active la circulation de retour, elle est efficace dans les cas de jambes lourdes, fatiguées, gonflées...et contre la cellulite.

■ Synergie digestion

Coriandrum sativum, Carum carvi, Satureja montana et Citrus limonum zeste. Efficace contre l'aérophagie, les ballonnements et les digestions lentes. Une petite goutte sur la langue après les repas remplace avantageusement les gommes à mâcher.

■ Synergie hivernale ou respiratoire

Eucalyptus radiata, Thymus vulgaris thymoliferum, Pinus sylvestris et Gaultheria fragrantissima. Cette synergie est élaborée pour la diffusion dans les maisons surchauffées, à l'air sec, et les changements brusques de température. Elle est efficace dans les garderies, les salles d'attente, les magasins. Bref, là où circulent des personnes atteintes de la grippe, du rhume ! Elle peut également s'utiliser dans l'eau du bain et dans l'huile de massage.

■ Synergie oxygénante

Eucalyptus radiata, Pinus sylvestris, Cedrus atlantica, Lavandula augustifoli et Rosmarinus officinalis Campholiferum.

Cette synergie stimule l'oxygénation, en prévention et pour soulager les symptômes du rhume, de la bronchite... Elle s'utilise en bain, en massage ou en friction.

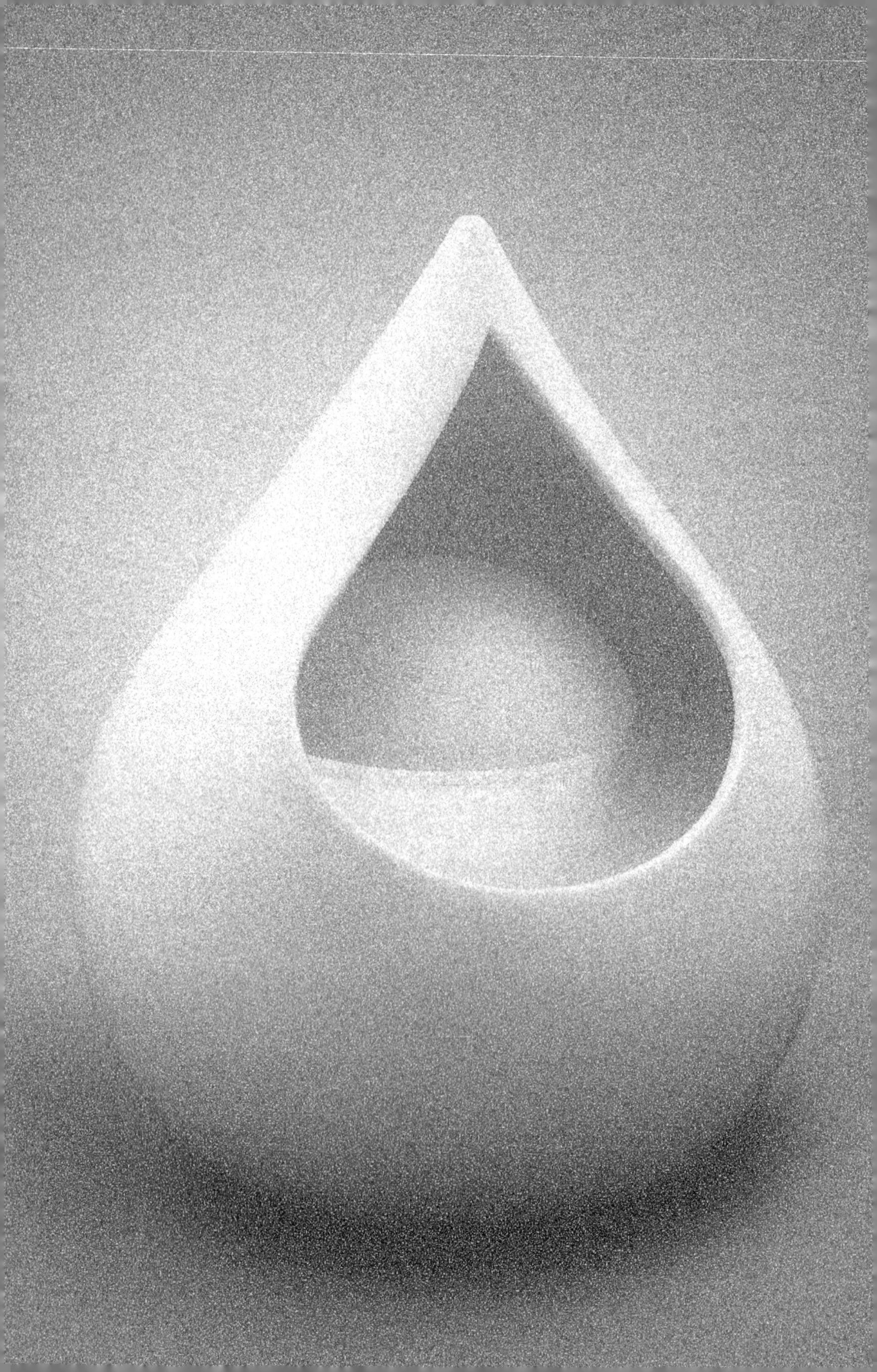

Soignez-vous

avec

l'aromathérapie

« Le meilleur médecin, c'est la nature,
car elle guérit les trois quarts de toutes les maladies.»

Galien

Soulager au quotidien

Pour parer à de nombreux petits problèmes pouvant survenir dans la vie quotidienne, j'ai sélectionné ici à votre intention quelques recettes éprouvées permettant de prévenir et d'agir dans la grande majorité des problèmes de santé.
Il s'agit d'un choix personnel délibéré et non d'un inventaire complet de toutes les huiles essentielles utilisables dans tel ou tel cas. Les espèces botaniques sont celles décrites dans ce guide.

Six règles élémentaires

Pour vous accompagner dans votre quotidien, vous trouverez dans ce chapitre quelques recettes utiles. Mais, auparavant, je tiens à vous rappeler ces 6 règles élémentaires :

1. Pas d'huile essentielle pure aux moins de 8 ans.
2. Pas d'huile essentielle pure aux femmes enceintes et à celles qui allaitent.
3. Consommation totale par jour : tous modes d'utilisation réunis (incluant bains, massages....) et occasionnellement, 20 gouttes d'huiles essentielles, dont au maximum 3 gouttes d'huiles « chaudes » ou très puissantes comme les girofles, thym, sauge... Consommation moyenne : 10 gouttes.
4. Cures choc pour les affections aiguës : 3 jours, au maximum 7 jours.
5. Cures prolongées pour les affections chroniques : ne pas perdre de vue l'effet de plateau. 21 jours, arrêt une semaine ou deux types de cure en alternance.
6. Cures d'entretien et de prévention : 7 à 21 jours.

Avant de vous livrer mes recettes, je souhaite vous faire part de ces quelques réflexions personnelles...

L'aromathérapie vous apportera peu ou beaucoup, selon les efforts que vous serez disposé à faire pour protéger votre santé et accroître votre vitalité.

- Etes-vous prêt à cesser de fumer, par exemple, ou à diminuer votre consommation de café, d'alcool, de sucre et d'aliments de mauvaise qualité ?

- Vous arrive-t-il de faire des promenades à pied dans la campagne ou même dans le parc le plus proche ?

- Etes-vous capable de réserver un peu de votre temps, une demi-heure par jour, pour vous relaxer ou communier avec la nature ?

L'aromathérapie peut soulager de nombreux maux, mais les meilleurs résultats ne seront obtenus que si elle s'inscrit dans un programme de santé global. Je veux dire par là que nous devrions examiner la cause au-delà des symptômes et adopter une attitude préventive de la maladie.

Il est important de comprendre que celle-ci ne se déclare pas sans signes avant-coureurs, même si cela ne semble pas être le cas.
Les causes possibles de l'affection sont nombreuses, et bien que l'hérédité joue un rôle (ce qui peut paraître injuste), son origine réside généralement dans l'état psychique de la personne, son mode de vie et son alimentation.

Pour mémoire
30 gouttes d'huile essentielle = 1 ml
HECT = huile essentielle chémotypée

Aérophagies, ballonnements

Vous avez des gaz, le ventre comme un ballon, vous avez des rots et vous êtes obligé de desserrer votre ceinture ! Les personnes qui en souffrent savent que cela peut également provoquer des douleurs très vives.
N'oubliez pas, le stress est souvent responsable de bien des ballonnements. Car il empêche de digérer correctement. Ne dit-on pas d'ailleurs que « ça me reste sur l'estomac » ?

HECT : basilic *(ocimum basilicum)*
1 goutte
HECT : estragon *(artemisia dracunculus)*
1 goutte
HECT : citron *(citrus limonum)*
1 goutte
HECT : menthe poivrée *(mentha piperita)*
1 goutte

Dans 20 ml d'huile végétale d'amande douce ou de macadamia.

Ou

1 goutte de basilic *(ocimum basilicum)*, à lécher sur le dos de votre main, sur un sucre ou dans du miel après chaque repas.

Angine, maux de gorge

Angine vient du latin *angere* qui veut dire serrer. Avec l'angine, tout devient difficile à avaler, même les mauvaises nouvelles !

Faites des gargarismes avec :

HECT : arbre thé *(melaleuca alternifolia)*
1 goutte
HECT : citron *(citrus limonum)*
1 goutte

Dans un peu de solubol et de l'eau tiède.

Ou des compresses chaudes sur la gorge avec :

HECT : arbre à thé *(melaleuca alternifolia)*
1 goutte
HECT : niaouli *(melaleuca quinquenervia)*
1 goutte
HECT : thym *(thymus vulgaris thujanol)*
1 goutte

Dans un peu d'eau tiède et en application locale sur la gorge. Repos et calme sont de rigueur. Et méditez sur ce que vous avez du mal à avaler...

Angoisse, crises d'états nerveux, spasmes :

L'angoisse est caractérisée par un sentiment de crainte indéfinissable qui s'accompagne souvent d'une oppression, de palpitations, voire d'étourdissements.

Diffusion synergie relax :

HECT : lavande vraie *(lavandula angustifolia)*
5 ml
HECT : ravintsara *(cinnamomum camphora)*
5 ml
HECT : camomille noble *(chamaemelum nobile)*
1 ml
HECT : petit grain *(citrus aurantium bigaradia)*
5 ml

Dans 30 ml d'huile végétale de millepertuis.
Egalement en application cutanée sur le plexus solaire.

Aphtes, gingivites, déchaussement des dents

Cela vous pique dans la bouche et tout devient désagréable. Evitez les aliments irritants (gruyère, fruits secs, ananas...) et la cigarette.

En application locale :

HECT : laurier *(laurus nobilis)*
3 gouttes
HECT : arbre à thé *(melaleuca alternifolia)*
3 gouttes

Dans une noisette d'huile végétale de millepertuis.

Faites des bains de bouche avec :

HECT : arbre à thé *(melaleuca alternifolia)*
1 goutte
HECT : citron *(citrus limonum)*
1 goutte

Dans 5 ml de solubol en mélange avec de l'eau tiède.

Arthrite

Le terme arthrite (du grec *arthron*, articulation) désigne toutes les affections inflammatoires qui touchent les articulations, de manière aiguë ou chronique. Pour l'arthrite comme pour l'arthrose, un programme s'impose. Révisez votre alimentation : éliminez le sucre, les viandes rouges et autres agents acidifiants.

En application locale (la lampe à infrarouge peut contribuer à la pénétration des huiles essentielles et au soulagement) :

HECT : eucalyptus citronné *(eucalyptus citriodora)*
10 gouttes
HECT : gaulthérie *(gaultheria fragrantissima)*
5 gouttes

En mélange avec 30 ml d'huile végétale d'argan.

Faites un ou deux bains par semaine avec :

HECT : pin des montagnes *(pinus pimillionis)*
10 gouttes
HECT : genévrier *(juniperus communis)*
10 gouttes
HECT : romarin à camphre *(rosmarinus camph.)*
10 gouttes

En mélange dans du sel de bain

Brûlures, coup de soleil

Vous vous êtes brûlé (fer à repasser, plaque chauffante, insert de cheminée...) ou avez pris un coup de soleil ?

En application locale :

HECT : lavande vraie *(lavandula angustifolia)*
10 ml

Dans 30 ml d'huile végétale de millepertuis. Appliquez sur la zone la plus étendue. Vous pouvez aussi appliquer quelques gouttes de lavande pure sur la brûlure.

Chaleurs ménopausiques

La ménopause est une étape naturelle dans la vie d'une femme. Cependant elle engendre quelques désagréments (notamment les bouffées de chaleur).

En application locale sur l'abdomen :

HECT : anis vert *(pimpinella anisum)*
5 gouttes
HECT : sauge sclarée *(salvia slarea)*
10 gouttes
HECT : camomille romaine *(anthemis nobilis)*
5 gouttes

Dans 30 ml d'huile végétale d'argan et 10 ml d'huile végétale de bourrache.

Colite spasmodique

Une colite n'est pas à prendre à la légère, elle peut parfois être un des symptômes de la maladie de Crohn.

En application locale :

HECT : basilic *(ocimum basilicum)*
10 gouttes
HECT : lavande vraie *(lavandula angustifolia)*
5 gouttes

Dans 30 ml d'huile végétale d'olive sur l'abdomen.

Ou

1 goutte de basilic (ocimum basilicum) sur du sucre ou dans du miel après les repas.

Coups, blessures

Dès le trauma, appliquez une goutte de menthe poivrée. Mais ne le faites qu'une fois. Ensuite :

En application locale :

HECT : hélichryse Italienne *(helichrysum italicum)*
3 gouttes

En mélange avec une noisette d'huile végétale de macadamia

Ou

3 gouttes pure sur l'hématome.

Pour indication le laurier (laurus nobilis) est également antalgique sur les foulures.

Crampes

Elles vous prennent soudainement la nuit, vous réveillent ou vous surprennent dans la journée. Recherchez la cause du côté des minéraux et oligo-éléments.

En application locale :

HECT : lavandin *(lavandula burnatii)*
50 gouttes
HECT : romarin à camphre
(rosmarinus off. Campholiferum)
50 gouttes
HECT : laurier noble (laurus nobilis)
20 gouttes
HECT : gaulthérie *(gaultheria fragrantissima)*
20 gouttes

En mélange dans 30 ml d'huile végétale de calophyle inophyle *(calophyllum)*.

Cystite

La cystite est une infection sérieuse qui nécessite une intervention professionnelle rapide car des bactéries se sont installées dans votre vessie.
Les suggestions que je fais ici visent à prévenir ou à atténuer la douleur en attendant la visite chez votre médecin traitant.

En application locale :

HECT : origan *(origanum compactum)*
30 gouttes
HECT : pin des montagnes *(pinus pumilionis)*
30 gouttes
HECT : thym à thymol *(thymus thymoliferum)*
30 gouttes

En mélange dans 50 ml d'huile végétale de germes de blé. Application locale sur l'abdomen 3 à 5 fois/jour.

Dents, maux de...

Prendre rendez-vous chez le dentiste sans attendre !

En attendant, en application locale :

HECT : clou de girofle (eugenia caryophyllus)
3 gouttes

En mélange dans une noisette d'huile végétale de votre choix.

Ou

HECT : camomille romaine *(antemis nobilis)*
1 goutte

En application pure sur la gencive.

Dermatoses

(Voir eczéma, psoriasis, mycoses, zona)
Termes génériques pour toutes les maladies de la peau.

Diarrhée, crampes causées...

Aucune graisse, aucun irritant durant les 24 heures, même après que les symptômes auront disparu. Repos des intestins. Cherchez à déterminer la cause : intoxication, colibacille...

Pour soulager en application locale sur l'abdomen :

HECT : basilic *(ocimum basilicum)*
10 gouttes
HECT : origan *(origanum compactum)*
10 gouttes

En mélange dans 30 ml d'huile végétale de calophylle inophyle.

Buvez des litres d'eau. La déshydratation est le risque majeur des diarrhées. Vous pouvez ajouter un peu de sel dans l'alimentation (pour une fois !). Mangez du riz et, si vous en avez le courage, buvez l'eau de la cuisson.

Eczéma

Vous avez des plaques sèches aux coudes, genoux, pieds. Vous avez l'impression de peler ! En grec, le mot *ekdzema* signifie éruption cutanée.

En application locale :

HECT : lavande vraie *(lavandula angustifolia)*
0 gouttes
HECT : carotte *(daurus carota)*
10 gouttes
HECT : arbre à thé *(melaleuca alternifolia)*
10 gouttes

En mélange dans 30 ml d'huile végétale de calophylle inophyle.
Appliquez deux à trois fois par jour sur les zones concernées.

Fatigue

Vous vous sentez épuisé et avez l'impression de ne plus avoir de force. N'oubliez pas que la fatigue est un message du corps qu'il ne faut surtout pas négliger. La fatigue est souvent le résultat de stress répété ou permanent, de manque de repos. La mise au « vert »est requise. Pensez-y !

En application locale sur le bas du dos (au niveau des reins):

HECT : thym à bornéol *(thymus saturoïde)*
20 gouttes
HECT : pin des montagnes *(pinus pumilionis)*
10 gouttes
HECT : menthe poivrée *(mentha piperita)*
5 gouttes

En mélange dans 30 ml d'huile végétale de macadamia.

Prendre un bain par semaine avec :

HECT : pin des montagnes
30 gouttes

En mélange dans 4 bouchons de base neutre pour le bain, un dispersant que l'on trouve dans les magasins bio, pharmacie.

Gripppe, courbatures (dues à...)

Ca y est, la grippe est annoncée au journal de 20 heures et vous sentez que vous avez de la fièvre, les jambes coupées, vous êtes épuisé. C'est peut-être elle !

Diffusion dans l'atmosphère de :

HECT : Eucalyptus *(eucalyptus globulus)* 10 minutes toutes les heures.

En application locale :

HECT : ravintsara *(cinnamomum camphora)*
50 gouttes
HECT : eucalyptus radié *(eucalyptus radiata)*
50 gouttes

En mélange avec de l'huile végétale de macadamia dans le flacon doseur. Appliquez plusieurs fois par jour.

En bain :

HECT : ravintsara *(cinnamomum camphora)*
10 gouttes
HECT : pin des montagnes *(pinus pumilionis)*
10 gouttes
HECT : arbre à thé *(melaleuca alternifolia)*
10 gouttes

En mélange dans 4 à 5 bouchons de base neutre. Restez 15 minutes dans votre bain. Prenez le repos nécessaire à votre bon rétablissement.

Herpès, sur le pourtour de la bouche

L'herpès est souvent associé à une fatigue excessive ou à de la fièvre. Cela veut dire aussi que vous êtes porteur du virus et que vous pouvez le transmettre, notamment par voie sexuelle et par la salive. Soyez prudent pour vous et pour les autres en période de contagion !

En application locale sur l'herpès :

HECT : ravintsara *(cinnamomum camphora)*
50 gouttes
HECT : arbre à thé *(melaleuca alternifolia)*
50 gouttes
HECT : lavande aspic *(lavandula spica)*
50 gouttes
HECT : menthe poivrée *(mentha piperita)*
5 gouttes
HECT : niaouli *(melaleuca quinquenervia)*
10 gouttes

En mélange dans 50 cl d'huile végétale de macadamia. A masser sur l'endroit concerné 2 à 5 fois par jour.

Hypertension

Votre cœur bat très vite, cela vous fait peur. N'ayez crainte votre cœur ne va pas sortir de votre poitrine ! En cas de doute, consultez votre médecin traitant.

En diffusion :

Mélange Zen (mélange que je fabrique) 10 à 15 minutes 3 fois par jour.

En application locale :

HECT : petit grain *(citrus aurantium bigaradia)*
30 gouttes
HECT : ylang-Ylang *(cananga odorata)*
30 gouttes
HECT : lavande vraie *(lavandula angustifolia)*
30 gouttes

En mélange dans 30 ml d'huile végétale de millepertuis. En massage sur le plexus solaire plusieurs fois par jour.

En bain :

HECT : lavande vraie *(lavandula angustifolia)*
30 gouttes

En mélange dans 4 bouchons de base neutre.

Hypotension

Vous vous sentez fatigué, épuisé de tout !

En application locale de votre choix :

HECT : thym à bornéol *(thymus saturoïde)*
10 gouttes
HECT : menthe poivrée *(mentha piperita)*
5 gouttes
HECT : épinette noire *(picea mariana)*
10 gouttes

En mélange dans 30 ml d'huile végétale de macadamia.

En diffusion :

HECT : pin des montagnes *(pinus pumilionis)*
20 gouttes
HECT : Eucalyptus globuleux *(eucalyptus globulus)*
20 gouttes

10 à 15 minutes 3 fois par jour.

Insomnies

L'insomnie, comme la fatigue, est un message qu'il ne faut pas prendre à la légère. Qu'est-ce qui vous empêche de dormir ? En plus, la journée s'annonce difficile, le cercle vicieux s'amorce...

En application locale :

HECT : camomille romaine *(anthemis nobilis)*
10 gouttes
HECT : mandarine *(citrus reticulata)*
10 gouttes
HECT : ravintsara *(cinnamomum camphora)*
10 gouttes

En mélange dans 10 ml d'huile végétale de sésame ou macadamia. En application sur le plexus solaire le soir avec une série de respirations profonde.

En bain :

HECT : lavande vraie *(lavandula angustifolia)*
30 gouttes

En mélange dans 4 bouchons de base neutre pour le bain. Restez au repos dans votre bain 15 minutes en respirant profondément.

Diffusion :

HECT : mandarine *(citrus reticulata)*
40 gouttes

En diffusion dans votre chambre avant de dormir.

Migraine

Vous ne supportez plus rien, ni bruit, ni lumière et vous avez des nausées... C'est bien elle !

En application locale :

HECT : menthe poivrée *(mentha piperita)*
50 gouttes
HECT : lavande vraie *(lavandula angustifolia)*
50 gouttes
HECT : gaulthérie *(gaultheria fragrantissima)*
50 gouttes

En mélange avec 30 ml d'huile végétale de macadamia en application sur le front et la nuque.

Ou

1 goutte de menthe poivrée *(mentha piperita)* en massage sur les tempes loin des yeux.

Mycoses cutanées

On peut les attraper à la piscine. Elles peuvent aussi être dues à vos vieilles baskets.

En application locale :

HECT : arbre à thé *(melaleuca alternifolia)*
30 gouttes
HECT : palmarosa *(cymbopogon martinii)*
30 gouttes

En mélange dans 30 ml d'huile végétale de macadamia, d'amande douce ou d'argan.

Mycoses unguéales

Votre ongle est tout noir, ce n'est pas douloureux... mais pas beau !

En application locale :

HECT : arbre à thé *(melaleuca alternifolia)*
30 gouttes
HECT : palmarosa *(cymbopogon martinii)*
30 gouttes
HECT : lavande aspic *(lavandula spica)*
30 gouttes

En mélange dans huile végétale de rosier du muscat. Application locale sur la partie infectée.

En bain :

HECT : arbre à thé *(melaleuca alternifolia)*
10 gouttes
HECT : palmarosa *(cymbopogon martinii)*
10 gouttes

En mélange dans 2 bouchons de base neutre pour le bain. Faites un bain de main.

Nausée, mal des transports

1 goutte de menthe *(mentha piperita)* et une goutte de citron *(citrus limonum)* sur du sucre ou dans du miel.

Nervosité

Voir angoisse.

Œdème, rétention d'eau

Ce ne sont plus des jambes, ce sont des poteaux !

En application locale :

HECT : cèdre *(cedrus atlantica)*
30 gouttes
HECT : cyprès *(cupressus sempervirens)*
30 gouttes
HECT : citron *(citrus limonum)*
30 gouttes

En mélange avec 30 ml d'huile végétale de calophylle inophyle.
En application locale sur les jambes 2 à 3 fois par jour.

Faire des bains de pied avec :

HECT : cyprès *(cupressus sempervirens)*
30 gouttes

En mélange dans 4 bouchons de base neutre pour le bain.

Otite

Il existe plusieurs familles d'otite : externe, moyenne, séreuse. Ne négligez pas l'otite, prenez rendez-vous chez votre médecin traitant.

Pour soulager, en application externe :

HECT : Eucalyptus radié *(eucalyptus radiata)*
10 gouttes
HECT : thym à linalol.
10 gouttes
HECT : lavande aspic *(lavandula spica)*
10 gouttes

En mélange dans 30 ml d'huile végétale de noisette. En application autour de l'oreille 3 à 5 fois par jour.

Ou

1 goutte de lavande vraie *(lavandula angustifolia)* sur du coton posé à l'entrée de l'oreille.

Peau, soins

Pour la souplesse et la beauté de la peau.

En application locale sur le visage et le cou :

HECT : géranium *(pelargonium asperum)*
10 gouttes
HECT : lavande vraie *(lavandula angustifolia)*
10 gouttes

En mélange avec huile végétale 10 ml d'argan, 10 ml de rosier du muscat, 10 ml de bourrache.

Pellicules

1 goutte de bois de cèdre *(cedrus atlantica)* dans votre shampoing habituel.

Piqûres d'insectes

Aïe ça pique !

En application locale :

HECT : citronnelle *(cymbopogon winterianus)*
10 gouttes
HECT : géranium *(pelargonium asperum)*
10 gouttes

En mélange dans 30 ml d'huile végétale de macadamia.

En diffusion :

HECT : citronnelle *(cymbopogon winterianus)*
40 gouttes

10 à 15 minutes en préventif, répulsif.

Poux

Eh oui, c'est la rentrée (ou pas), et ils sont là !

HECT : lavande aspic *(lavandula spica)*
10 gouttes
HECT : arbre à thé *(melaleuca alternifolia)*
10 gouttes

En mélange dans 30 ml d'huile végétale d'amande douce et en application locale sur la tête avec une serviette. Temps de pause :
15 minutes. Passez le peigne fin et lavez les cheveux.

Psoriasis

Voilà une sensibilité à fleur de peau !
En application locale :

HECT : lavande vraie *(lavandula angustifolia)*
10 gouttes
HECT : cèdre *(cedrus atlantica)*
10 gouttes
HECT : camomile romaine *(anthemis nobilis)*
5 gouttes

En mélange dans 25 ml d'huile végétale d'argan et 25 ml d'huile végétale de calophyllum inophyle. En application locale sur les parties concernées.

Refroidissement

Voir grippe

Répulsif moustiques

Voir piqûres d'insectes

Rétention d'eau

Voir œdème des membres inférieurs

Rhumatismes

La dégénérescence des articulations touche 30 % de la population et 90 % des personnes âgées (sachant que ce chiffre tend à augmenter sur les générations plus jeunes !).
La solution : les anti-inflammatoires, avec tous leurs effets secondaires. Voici quelques solutions naturelles...

En application locale :

HECT : eucalyptus citronné *(eucalyp. Citriodora)*
30 gouttes
HECT : genièvre *(juniperus communis)*
30 gouttes

En mélange dans 30 ml d'huile végétale de millepertuis.

En bain :

HECT : pin des montagnes *(pinus pumilionis)*
10 gouttes
HECT : genevrier *(juniperus communis)*
20 gouttes
HECT : romarin à camphre *(rosmarisnus camph.)*
5 gouttes

En mélange avec la base neutre pour le bain. 2 bains chauds par semaine.

Rhume, rhinite, écoulement nasal

La pluie, les premiers rayons du soleil printanier. Le nez coule !

En inhalation sèche :

HECT : eucalyptus radiata
1 goutte sur votre mouchoir

En inhalation :

HECT : romarin à cinéole *(rosmarinus cineole)*
5 gouttes

Dans de l'eau bouillante, mettez votre visage au dessus du bol avec une serviette sur votre tête. Ne sortez pas après la fumigation.

Sinusite

La tête dans un étau ? La lumière vous fait mal ? Votre nez ne peut plus prendre d'air...

En diffusion :

HECT : Eucalyptus à feuilles radiées *(eucalyptus radiata)*
40 gouttes

Dans votre diffuseur électrique pendant 10 à 15 minutes, 4 à 5 fois par jour.

En inhalation :

HECT : niaouli *(melaleuca quinquenervia)*
5 gouttes

Idem recette précédente.

En application locale sur le front :

HECT : ravintsara (cinnamomum camphora)
1 goutte
HECT : niaouli (melaleuca quiquenervia)
1 goutte
HECT : menthe poivrée (mentha piperita)
1 goutte

En mélange dans une noisette d'huile végétale de calophyle inophyle.

Tendinite

Voir arthrite

Varices

Voir œdème

Zona

Comme l'herpès, le virus du zona est tapi dans un coin... en surveillance du système immunitaire. Mais voilà, un travail de folie, un stress, une séparation...Votre immunité se relâche et il n'attendait que cela !

En application locale :

HECT : ravintsara (cinnamomum camphora)
10 gouttes
HECT : niaouli (melaleuca quinquenervia)
10 gouttes
HECT : lavande vraie (lavandula angustifolia)
10 gouttes
HECT : lavande aspic (lavandula spica)
10 gouttes

En mélange dans 25 ml de millepertuis et 25 ml de calophyle inophyle.
Dans votre flacon doseur. En application sur la zone douloureuse.

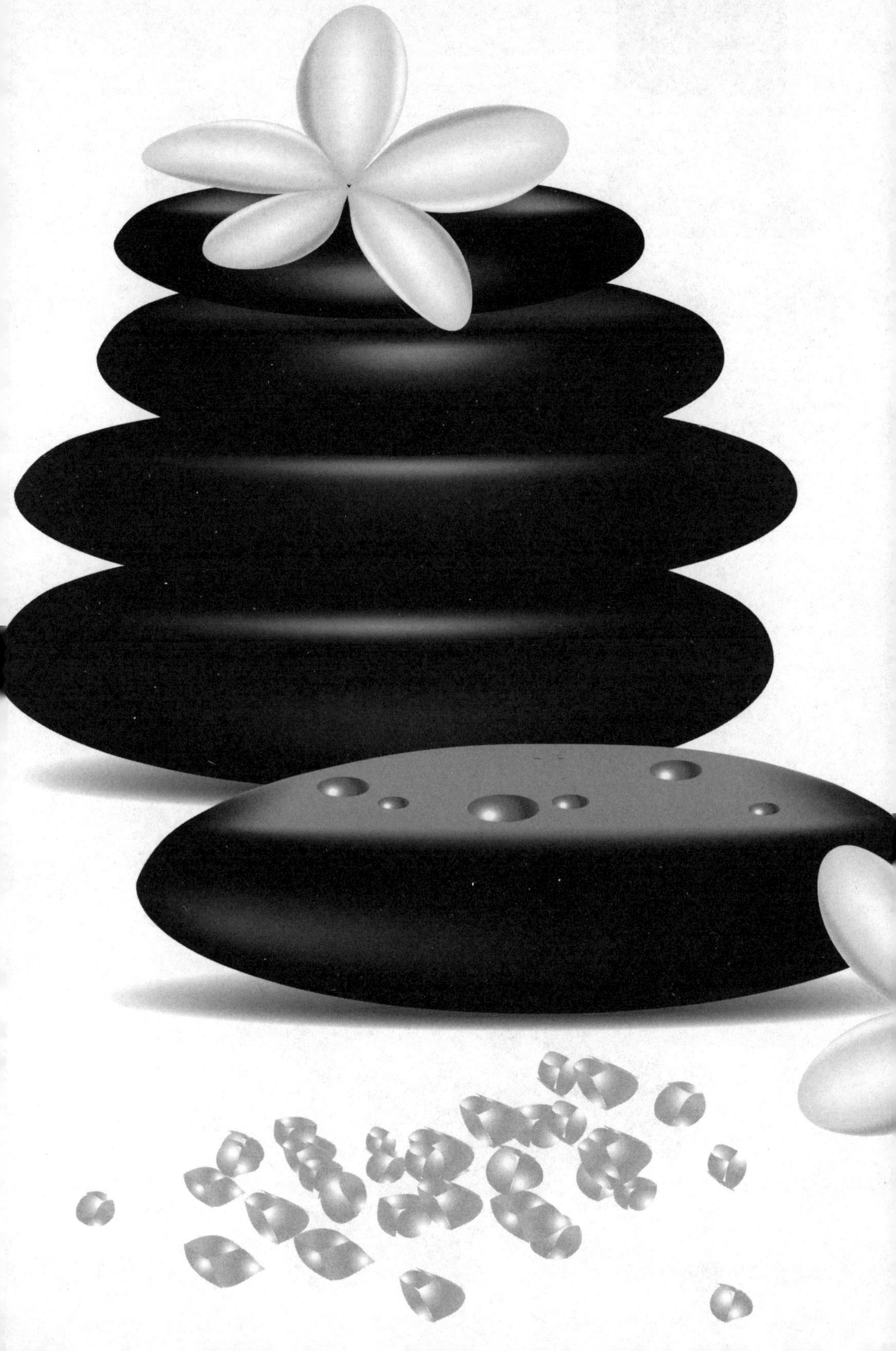

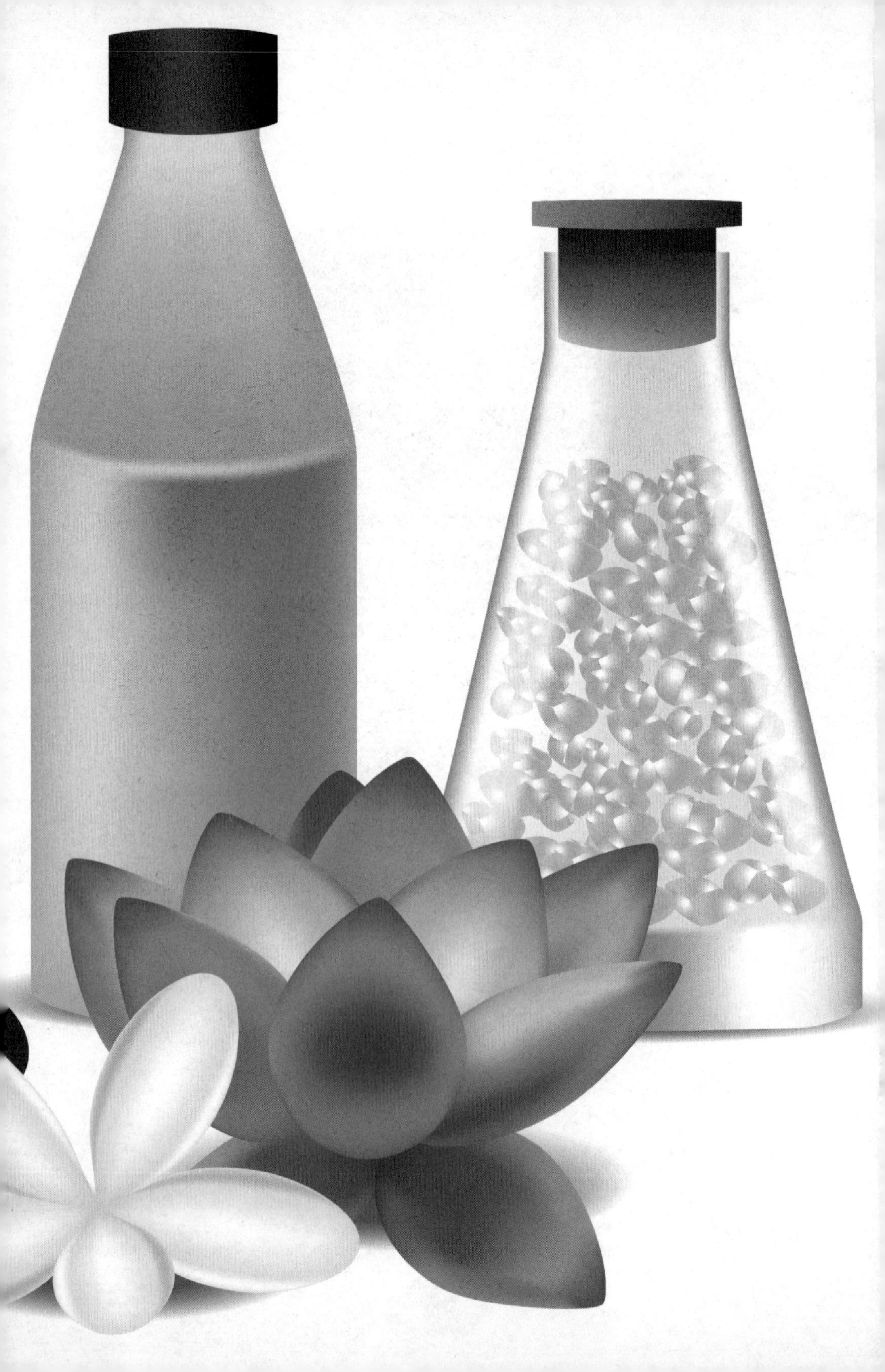

Bibliographie

L'Aromathérapie exactement, P.Francomme et Dr D. Pénoël - Ed. Roger Jollois.
Traité de phytothérapie et d'aromathérapie, P. Belaiche - Ed. Maloine.
Les Huiles essentielles, médecine de demain, D.Willem, LMV Paris.

Carnet d'adresses

Pour en apprendre encore plus sur l'aromathérapie, vous pouvez vous former toute l'année auprès de l'auteur.
Renseignements sur le site Internet :
www.les-jardins-de-lea.com
Ou par email : *contact@les-jardins-de-lea.com*

Où trouver des huiles essentielles de qualité ?

- Dans les magasins biologiques
(vous pouvez demander notre marque « Les Jardins de Léa »).
- Sur le site Internet de l'auteur : *www.les-jardins-de-lea.com.*

Conclusion

Sachez vous émerveiller, traitez les huiles essentielles avec tout le respect qu'elles méritent pour leurs merveilleux pouvoirs, leur pureté et leur fragilité.

Soyez exigeant sur la provenance biologique des huiles essentielles : il s'agit de votre santé et de celle de vos proches.

Même si un livre vous apporte déjà beaucoup d'informations, ne vous en contentez pas. Il arrive un stade où une formation s'impose pour pouvoir faire vos propres choix.

La santé n'est pas un élément extérieur à vous, elle est dans votre détermination à mieux vous porter.

Nées du merveilleux mariage de la générosité de la nature et de l'ingéniosité de l'homme, les essences de plantes ont ce pouvoir quasi magique d'ouvrir le cœur et l'esprit de l'homme pour mieux soigner son corps.

Enfin, n'oubliez pas ce vieux proverbe indien : « La terre n'est pas un don de nos parents, ce sont nos enfants qui nous la prêtent.»